JN251550

電磁波の何が問題か

どうする基地局・携帯電話・変電所・過敏症

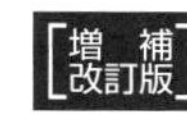

［増補改訂版］

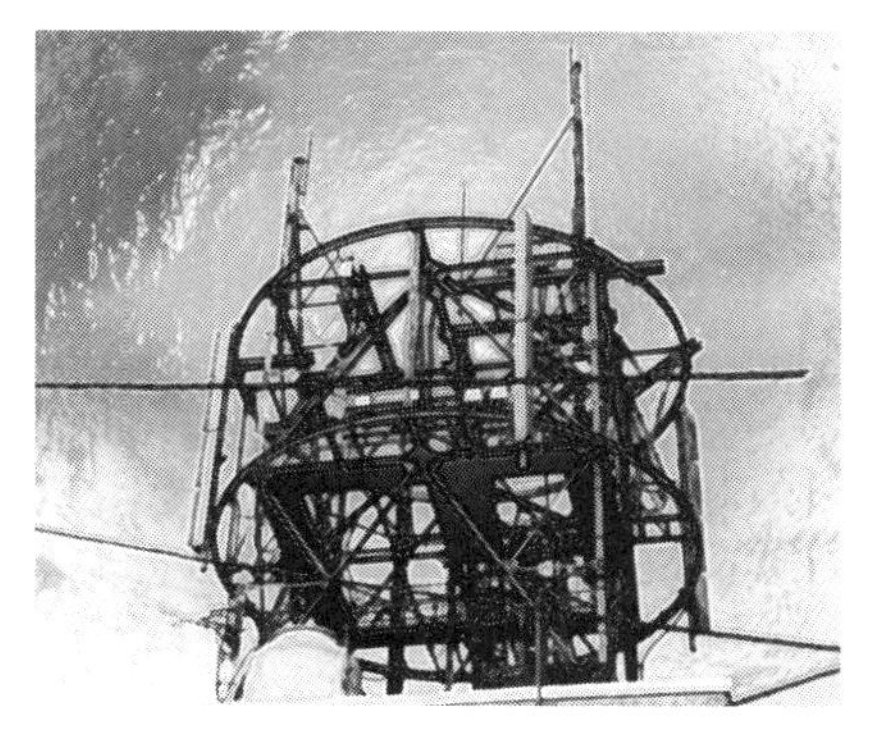

緑風出版

JPCA 日本出版著作権協会
http://www.e-jpca.jp.net/

* 本書は日本出版著作権協会（JPCA）が委託管理する著作物です。
本書の無断複写などは著作権法上での例外を除き禁じられています。複写（コピー）・複製、その他著作物の利用については事前に日本出版著作権協会（電話03-3812-9424, e-mail : info@jpca.jp.net）の許諾を得てください。

はじめに

この本では、基地局（携帯電話中継基地局、アンテナ）、携帯電話、スマートメーター、変電所、電磁波過敏症、ＩＨ調理器、リニアモーターカー、無線ＬＡＮ、等々の問題をなるべく詳しくかつ具体的に紹介する。特に基地局問題については、徹底的に書いたつもりだ。

筆者は電磁波問題市民研究会の事務局長を務めている。電磁波問題市民研究会は、毎月一回定例会を開き、会報（電磁波研会報　二四頁建て）を隔月で発行している。定例会には毎回かなりの人数が参加し、最新の情報の共有と問題点を論議している。また、研究会には、基地局問題、スマートメーター、変電所問題、トランス、電線、電気製品、パソコン、電磁波過敏症、その他の病気等々で悩んだり、苦しんだり、関心を持つ人が多数会員として参加している。「現場百回」が筆者の一番大事にしている言葉だ。基地局問題で闘っている人たちや過敏症で悩んでいる人たちなど、現場で格闘している人たちが、筆者の教科書である。この本が他の電磁波本より実践的と感じてくれたとしたら、それはこうした日々の研究会活動の賜物である。

電磁波とは、空間を走る電磁気の波であり、エネルギーの波である。私たちは「電波」という言葉は知っているし、使いもする。しかし「電波」つまり電気だけの波というのは本来ありえず実体は電磁波と表現すべきなのである。

なぜならば、「電気が変動すると必ず磁気が生まれ、磁気が変動すると必ず電気が生まれる」という電磁誘導の原理が働くからである。電気と磁気は常に絡み合って互いが互いをつくる関係にある。

電気と磁気が織りなすようにからんで走る電磁波は、一秒間に三〇万kmの速度で走る。放射線と電磁波は同義語で、ガンマ線、X線という「電離放射線」も電磁波だし、紫外線、可視光線、赤外線の「光の仲間」も電磁波である。しかし、現在国際的に問題になっている電磁波問題とは、電離放射線や光の仲間より波長の長い、いわゆる「電波」の領域の話である。

というのも、電離放射線はもちろんだが、光の仲間もその有害性が科学的にはすでに証明されているからだ。「え、光（可視光線）も有害なの」という声が聞こえてきそうだが、光も量が多ければ有害である。レーザー光線を直接目に当てれば失明のおそれがあるし、夏の海岸で太陽光線を何時間も浴びれば火傷する。

「電波」は長い間、安全なのではと思われてきた。だが、ここ二十～三十年、「電波」も安全ではないとする研究結果が次々と出てきている。もちろん「安全」という研究結果も多い。だが「安全」派論文の多くは電力会社や携帯電話会社等が資金提供しているケースが多い。行政や産業界から自立した「独立研究者」をどう育てるかが今後の鍵となろう。

電磁波問題は大きく分けて三分野ある。①極低周波問題（送電線、変電所、電気製品、パソコン等）、②高周波問題（携帯電話、コードレス電話、基地局、スマートメーター、レーダー、無線ＬＡＮ、テレビ波、ラジオ波等）③電磁波過敏症、の三つである。電磁波は何が問題かと言うと、二つある。①電磁波干渉（ある機器から出る電磁波が他の機器にノイズとなって誤作動させる問題）②生体への影響、の二つである。政府や業界は「電磁干渉」については問題だと言いつつ、「生体への影響」は心配ない、とご都合主義で逃げる。本当は、どんな機器より人間の生命機構のほうがはるかに精密であり、影響は受ける。だが人間には免疫機能や自律神経など対応力があるので、影響を最小限にしようというすぐれたメカニズムが働く。しかしそれにも限度がある。電磁波過敏症の人は電磁波に対して鋭敏な感覚の持ち主なので、耐えられないのであろう。こうした鋭敏な人たちの悲鳴に鈍感でいれば、やがて〝鈍感〟な多くの人たちも一様にスポイルされるであろう。もはや「待ったなし」のところまで来ている。この本でその緊迫感が伝われば、筆者として幸いである。

二〇一六年九月

大久保　貞利

目次　電磁波の何が問題か【増補改訂版】——どうする基地局・携帯電話・変電所・過敏症

はじめに・3

第I章　基地局問題とは何か　15

◆日本で起こっている事例・16
1　高校の校舎屋上に基地局を設置しようとした～都立豊多摩高校　17
2　日本で初の「実際の健康被害を争う裁判」～宮崎県延岡市大貫町　22
3　医師一家全員が健康被害に遭う～沖縄県那覇市　30
◆海外で起こっている事例・35
1　欧州では四人のうち三人が基地局に不安感～EU公式調査が示す　35
2　「基地局撤去」命じる画期的判決～フランス・ベルサイユ高裁判決　38
3　チリでも基地局撤去の高裁判決出る～ランカグア高裁判決　44
4　欧州評議会議員会議（PACE）報告書で画期的電磁波規制勧告を行う　46
◆基地局の影響について・52
1　オランダTNOの基地局電磁波影響調査　52
2　基地局から三〇〇m以内と以遠との比較　55
◆基地局問題への取り組みノウハウ・59

1 あなたの近くに基地局が建つ、さあどうする？ 61
2 基地局はここが問題だ 74
3 すでに建っている基地局の場合～兵庫県川西市 81
4 住民運動に役立つ情報 85

第Ⅱ章 携帯電話を巡る問題について

93

1 精子への影響 95
2 レフレックス研究～ＥＵ（欧州連合）の公式研究 96
3 保険会社も携帯電話による病気は保険対象外に～オーストリアのＡＵＶＡレポート 98
4 ＷＨＯ主導のインターフォン研究～携帯電話と脳腫瘍の関係をみる国際疫学調査 100
5 ＩＡＲＣ（国際がん研究機関）が高周波電磁波を「２Ｂ」に評価 109
6 携帯電磁波とがんとの関係を示す米国の大規模研究結果の影響は大きい 111
7 「脳腫瘍の原因は携帯電話」の判決出る～イタリア・ブレッシア労働高裁判決 113
8 携帯電話使用に警告を発する三つの情報 115

第Ⅲ章　変電所はなぜ危ないのか——極低周波発生源の問題　127

1　寝耳に水、駅構内に変電所ができる～田園都市線すずかけ台駅問題——128
2　巨大無人コンピュータビルが住宅街に建つ～文京区千駄木——139
3　変電所の問題点～変電所の周辺は全体的に磁場が高い——145
4　WHOの極低周波環境保健基準～日本でどのように受けとめるべきか——154
5　EUが評価したバイオイニシアティブレポート～独立専門家たちの提言——160

第Ⅳ章　電磁波過敏症って何だ　167

1　セガベックさん（有名な過敏症患者）のその後——172
2　世界中で「電磁波過敏症」認知が進んでいる——174
3　WHOの電磁波過敏症に対する見解～「症状は確かに存在する」——176
4　日本初の「医・歯一体化」病院～佐賀市の矢山クリニック——179
5　そよ風クリニック～宮田幹夫医師が開業したクリニック——190
6　歯科医からみた電磁波過敏症～藤井佳朗新神戸歯科院長——191

7 奈良県御杖村にＥＳ批難ハウス開設　195
8 「禁ケータイ」ゾーンをつくるべき～第二のタバコである電磁波　197

第Ⅴ章　リニアモーターカー　201

1 リニアモーターカーとは　202
2 浮上式には二種類ある　202
3 リニア中央新幹線の概要　203
4 超伝導磁石方式の仕組み　205
5 そもそもリニアは必要か　206
6 経済的にペイしないリニア　208
7 事故対策・災害対策がお粗末なリニア　210
8 リニアは深刻な環境自然破壊をもたらす　211
9 ＪＲ東海の杜撰なリニア電磁波に対する姿勢　211

第Ⅵ章　スマートメーターの問題点　219

1 スマートメーターとは何か 220
2 各家庭のプライバシーは筒抜け 223
3 海外ではトラブル続きのスマートメーター 224
4 日本でも起こっている健康被害 225
5 スマートメーターへの交換に法的義務はない 226
6 「新電力契約にスマートメーターは不要」（政府答弁） 227
7 アナログメーターは「製造していない」、「在庫はない」というウソ 229
8 「通信部は外すから」という新手 230

第Ⅶ章 オール電化（IH調理器）、無線LAN、スカパーアンテナの問題 231

1 オール電化（IH調理器）の問題点 232
2 無線LAN〜イギリスでは学校への導入を巡って論争になっている 241
3 スカパー巨大アンテナ問題〜江東区東陽町のマンション街につくる 248

第Ⅷ章 交通機関の「優先席携帯電話使用ルール緩和」は時代に逆行 251

1 東日本の鉄道三七社が二〇一五年一〇月から携帯使用ルール緩和を実施——252
2 ルール変更の原因は、総務省指針の変更——252
3 関西鉄道二五社が先行緩和、その際、一部実施の「ケータイ電源オフ車両も廃止」254
4 機器でなく、なぜ生体への影響に入れないのか——254
5 他にも指針は疑問だらけ——255
6 病院内の携帯電話使用規制緩和指針も出た——256

おわりに・258

第Ⅰ章　基地局問題とは何か

◆日本で起こっている事例

まず、携帯電話基地局問題から取り上げる。携帯電話は無線電話なので、中継施設（リレーアンテナ設備）がなければ繋がらない。それが携帯電話中継基地局（基地局）である。基地局は、地方ではアンテナを鉄塔で支える「鉄塔型」が中心で、都市部ではビルやマンションの屋上にアンテナを設置する「屋上型」が一般的である。

電磁波の中の高周波電磁波の規制値が、総務省の定めた「電波防護指針値」である。「高周波」とは、携帯電話、PHS、基地局、無線LAN、各種無線、レーダー、等で使う電磁波のことで総務省が扱う。他方、家庭電気製品、パソコン、送電線、変電所、電気配線、等の五〇ヘルツ・六〇ヘルツの周波数を使うものは「極低周波（ごくていしゅうは）」電磁波といい、経済産業省が扱う。

高周波に適用する日本の「電波防護指針値」は後述するように極めて甘い基準値で、到底健康を守れるようなシロモノではない。それなのに、携帯電話会社は基地局が建てられる周辺住民の意向など配慮もせず、「国の基準値を守っています」の一点張りで、事実上野放しで基地局を建てようとする。こんな具合だから、基地局の電磁波による健康不安を心配する住民と衝突せざるを得ない。全国で常時、二〇〇カ所以上の地域で基地局問題が起こっている。「常時」の意味は、あるところで解決しても、また別のところでトラブルが発生する、という意味だ。

どうして住民たちは基地局を問題視するのであろうか。まずは具体的にみていこう。

1 高校の校舎屋上に基地局を設置しようとした～都立豊多摩高校

屋上に約三トンの基地局設置計画

渋谷駅から吉祥寺駅までを結ぶ井の頭線は、のどかさとおしゃれさを併せ持つ路線として首都圏でも人気のある私鉄である。その井の頭線浜田山駅（東京都杉並区）から徒歩七～八分の所に都立豊多摩高校がある。周辺は閑静な住宅街で、二三区内で二番目に敷地が広いだけあって落ち着いた雰囲気の高校だ。

この豊多摩高校の校舎屋上に、こともあろうに東京都教育委員会（都教委）が「ドコモの携帯電話中継基地局」の建設許可を出した。アンテナの高さは約八m、アンテナとそれを支えるポールの重量は五七四kg、無線電源装置等の付属施設の重量は二・四九kg。つまり合計で約三トンの基地局が高校屋上にデンと載るというわけだ。出力は一方向三〇W（ワット）、アンテナは三方向に建てるので計

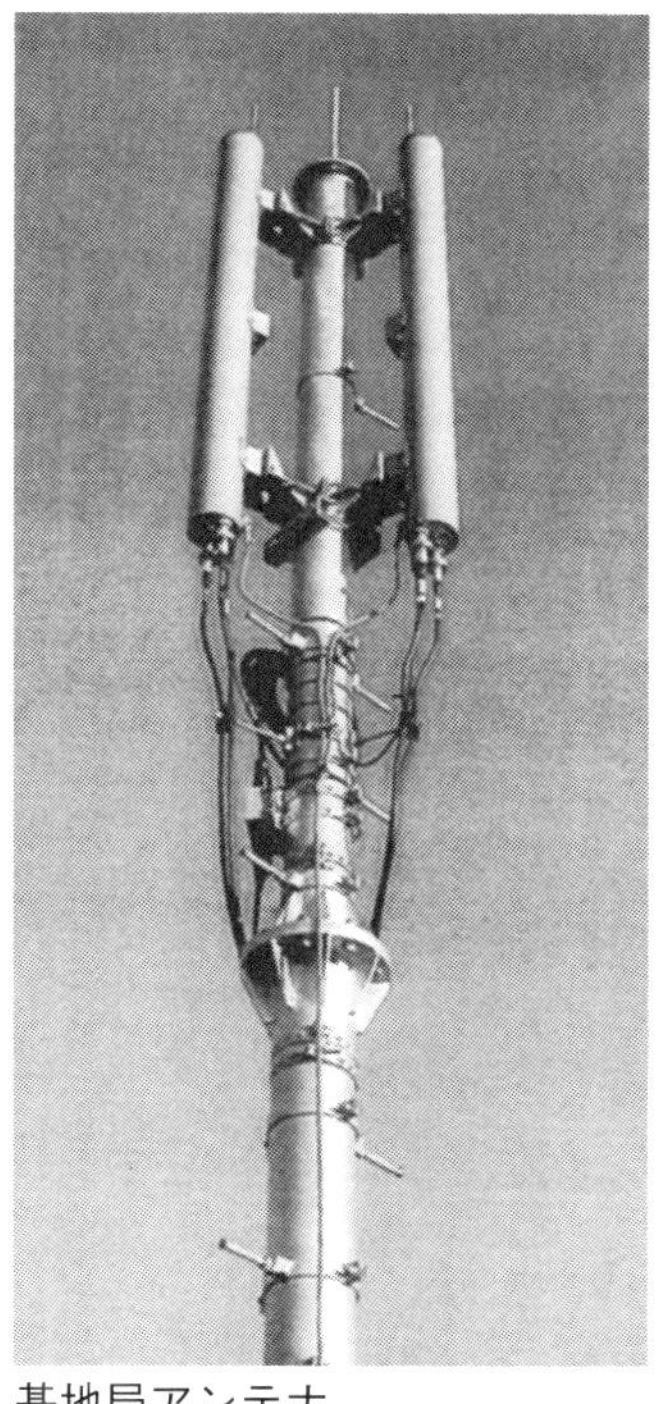
基地局アンテナ

九〇Wだという。

豊多摩高校の職員が基地局建設の話を知ったのは二〇〇九年三月のこと。しかし、同校に基地局を建設しようとする動きはその二年前の二〇〇七年六月頃からあり、その一年後の二〇〇八年六月に都教委は「基地局建設」を許可していた。だがそんな動きは極一部の上層部だけの秘密で、当該高校の職員には一切知らされずに計画は進められた。

学校長は、職員に対し基地局を建設する話を二〇〇九年三月の職員会議で突然説明したのだが、職員の了解など一切取ろうとせず、当初は職員に説明したその三月のうちに工事を強行する予定だった。都教委が全国で一番強圧的で非民主的な体質であることは、教育関係者の間では知られている。それにしてもひどいやり口だ。

この問題が学校外に知れ渡ったのは、二〇〇九年四月五日付『東京新聞』が「高校屋上に携帯電話基地局」という見出しで大きく報じたからである。

基地局から出る電磁波（高周波のマイクロ波）の健康不安に対して、ドコモは「国の電波防護指針値の百万分の一、あるいは千万分の一以下だからご安心を」と説明する。ちなみにこの文言は携帯電話会社が全国どこででも使う常套文句である。総務省の電波防護指針値は電磁波の生体影響のうちの「熱作用」を基にした値である。電磁波の生体影響は、大きく「熱作用」「刺激作用」「非熱作用」の三つがある。かんたんにいうと、発熱効果が熱作用で、神経や筋に刺激を与えるのが刺激作用で、その二つと違う影響が非熱作用である。前者二つは、主として急性影響である。この二つの作用については国も事業者も認める。熱作用は高周波がもたらす影響で、刺激作用は極低周波がもたらす影響とされる。

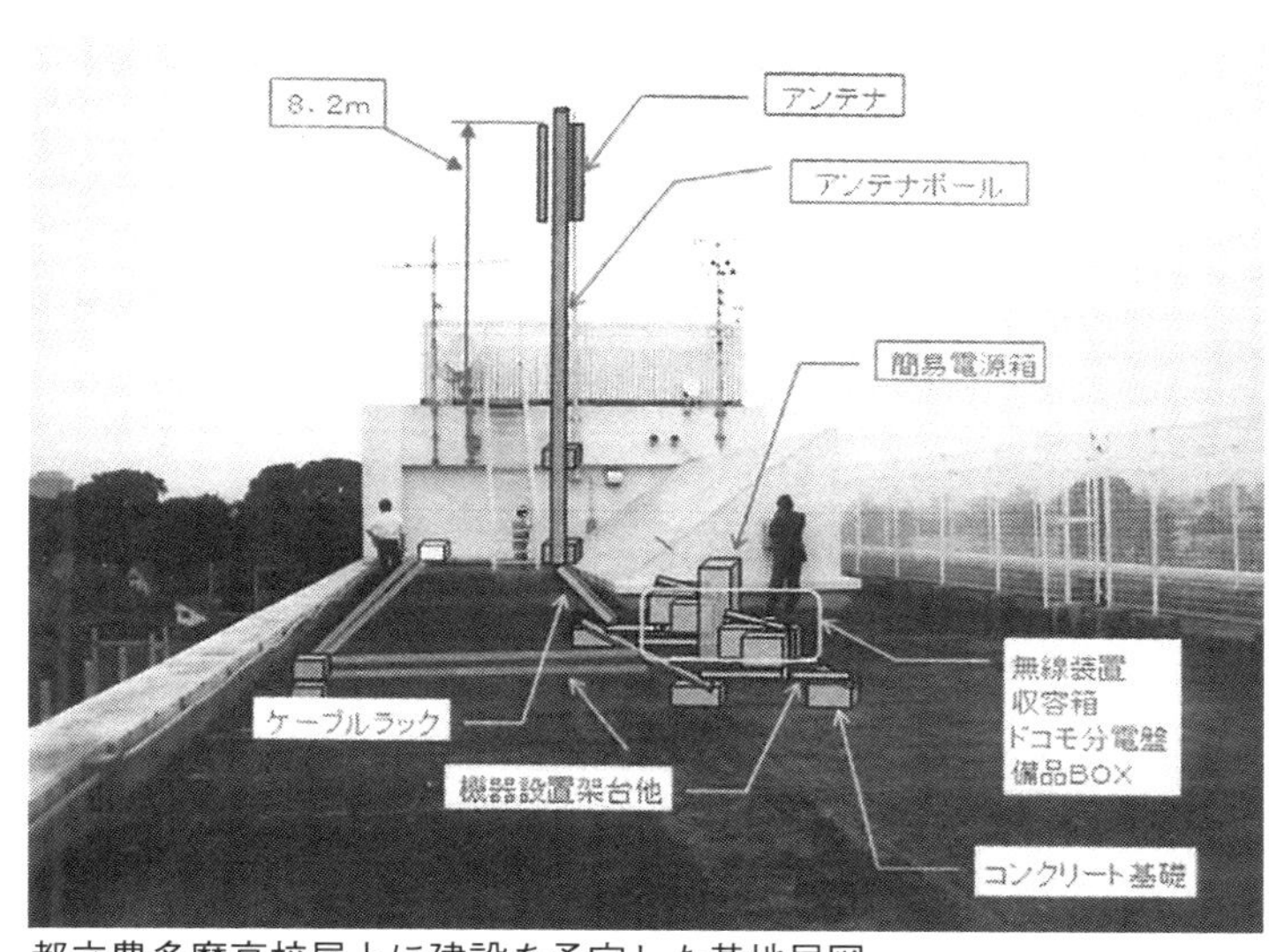

都立豊多摩高校屋上に建設を予定した基地局図

問題は慢性影響としての非熱作用である。高周波でいえば、熱作用の一万分の一以下という微弱なレベルで非熱作用は起こるとされる。いくら「防護指針値以下」といわれても、少し電磁波を勉強すれば「国の電波防護指針値を下回っている」という説明では納得がいかない。「電波防護指針値の百万分の一、あるいは一千万分の一以下」というのも噴飯ものである。高周波は時々刻々変化する。（後節でイタリアの基地局電磁波の一週間変化図を掲載する）。最大値はとてもそんな低い値ではない。そんなに低いというのなら、一週間連続測定値を出すべきだ。日本の携帯電話会社は不誠実で、一週間連続測定値の提出は拒否する。

なんでまた学校に？

ここで生徒が学び過ごす場である学校にどうして健康リスクが不確実な基地局を設置しようとするのか、という当然の疑問が沸く。この疑問に対してドコモは「周辺住民からサービス品質改善（携帯電話がよく聞こえるようにする）の要望が出ているのでそれに応えるため」と答えている。これは健康リスクに対する不安への答ではない。自企業の営業活動が第一です、と答えているにすぎない。

「携帯電話が繋がりにくいという苦情がある」というのも曲者だ。周辺の住民でドコモ携帯を使っている人に聞くと「（携帯画面の）三本のアンテナは立つし、不便は感じない」という。本当に繋がらないというのであれば、それを証明するデータを出すべきだ。いずれにしても学校というセンシティブ（扱いに注意を要する）な場所に設置することへの配慮がまるで伝わってこない。挙句の果てに「関東甲信越地区の一〇カ所以上の高校に既に基地局は建っている」と居直る始末。ほとんどは私立高校ということだが、それらの高校の保護者は今からでも問題にすべきだ。

豊多摩高校天文部の生徒たちは屋上で天体観測等の活動を行う。こうした生徒たちへの安全を校長と都教委は考えたことがあるのだろうか。

あまりにもズサンで配慮に欠ける建設計画に各方面から反発の声が上がった。ＰＴＡは、はじめ様子見の姿勢だったが、だんだん変化し最後は反対の姿勢をとった。東京都高等学校教職員組合（都高教）も反対の姿勢を示した。杉並区議会では、結柴誠一区議会議員がこの問題を取り上げた。地域でも電磁波学習会を開き問題点を把握し始めた。この学習会に出席した保坂展人衆議院議員（当時。社民党）は総務省に見解を聞くなど動いてくれた。

こうした各方面の動きが功を奏し、完成すれば「都立高校初」であった都教委とドコモの野望は消えた。

二〇〇九年七月一五日付の保護者に向けた豊多摩高校長名のプリントには、都教育庁（都教委と同じ）都立学校教育部から次のような報告が来たので、基地局設置工事は中止する、とあった。

「（教育庁から以下の報告があった）内容は、（NTTドコモの検討結果として）『都立豊多摩高校様への基地局設置に関して、関係する皆様へご説明を重ねてまいりましたが、工事再開の目途が立たないため、ドコモは、サービス品質改善のスピードアップを考慮し、都立豊多摩高校以外の施設でサービス品質改善を行うこととしました』とのことです。このことにより、本校におけるNTTドコモの携帯電話基地局設置工事は中止ということになりましたので、ご連絡します。四月以後、保護者の皆様には、様々なご心配をおかけしたことをお詫びするとともに、ご理解・ご協力いただだいたことに感謝します」

なんとも形式的で体面を取り繕った文面である。ドコモが方針転換したから中止になったというのだが、そうではないだろう。学校に基地局設置はふさわしくないから反対運動が起きたのである。計画を進めた学校長と都教委は自らの見識の無さを謝罪し、二度とこのような愚かな行為は行わない、と約束するのが教育者としての釈明であるべきだ。

こうして、都立高校初の基地局建設はとにもかくにも中止になった。もし建設が強行されていたら、他の高校に波及するおそれが大であっただろうと思うと背筋が寒くなる。この取り組みに微力ながら電磁波問題市民研究会も寄与した。実は一九九七年にも、横浜市で市教委が市立小中学校全校にＰＨＳ基地を設置しようとした。これに対し電磁波問題市民研究会（当時はガウスアクション名だった）は、神奈川ネットワークの市議や横浜市学校事務組合と連携し、二五〇校中六八校まで設置が進んでいた段階で

「全校撤去」を勝ち取った。いつの時代も、現場が声を上げないとこういった愚かな動きは止められない。

2　日本で初の「実際の健康被害を争う裁判」～宮崎県延岡市大貫町

のどかな一三万人都市に降ってわいた事件

延岡市は宮崎県の北部に位置し、大分県に接する人口一三万人の都市だ。この町を貫く大瀬川に沿った地区にある大貫五丁目で基地局を巡るユニークな裁判が二〇〇九年一二月に住民たちにより提起された。

事の起こりは、二〇〇六年一〇月に三階建アパートの屋上にＫＤＤＩの基地局が建設されたことにある。基地局稼働直後から周辺住民たちから頭痛・耳鳴りを訴える声が上がり、同年の一一月末の段階で「基地局撤去」を求める署名が約四千人も集まった。さっそく住民たち有志はこの署名を首藤正治延岡市長に提出した。

翌年二〇〇七年一月一九日、住民五人が熊本県熊本市にある、電波を管理する官庁である総務省九州総合通信局に、健康被害の訴えと基地局撤去を陳情した。同年二月一四日には、住民の中心メンバーである岡田澄太さん宅にＫＤＤＩの担当者を招き、住民一〇人が体調不良を訴え基地局の撤去を要請した。

こうした住民たちの行動を受けて同年二月二七日、ＫＤＤＩは総務省九州総合通信局担当者の立ち会いの下で基地局の電波測定を実施した。複数の測定場所のうち一カ所では「停波時の三万倍」の電磁波を室内で検出したが、ＫＤＤＩは「国の電波法で定める電波防護指針値以下である」として、住民たち

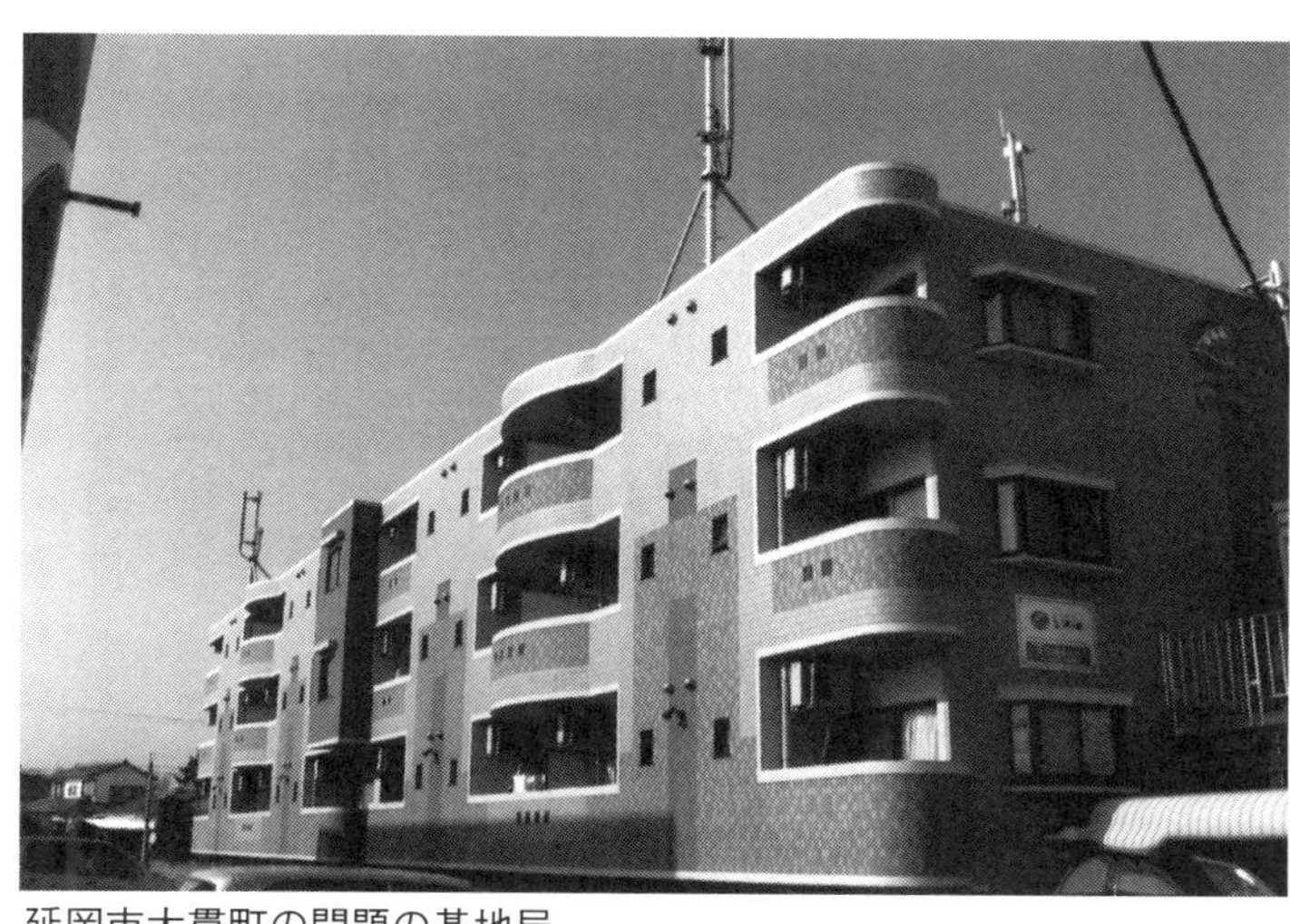
延岡市大貫町の問題の基地局

の撤去要請には応じようとしなかった。

同年（二〇〇七年）五月に、住民たちはアンケート形式の健康調査（第一回）を一〇四戸を対象に自主的に実施した。四二戸六三人から回答があり、耳鳴り、頭痛、肩こり、不眠等の自覚症状を訴えていることがわかった。住民たちはこのアンケート結果を基に市による本格的調査を要請したところ、市は同年一一月〜一二月にかけて三日間、保健師四人を派遣し住民健康相談を実施した。その結果として、相談してきた住民六〇人のうち四五人が耳鳴りや頭痛等を訴えているのが確認された。しかも訴えていた四五人のうち三〇人は基地局稼働後に症状が出た、としている。公的機関である市が実施した健康相談の意味は大きい。

二〇〇八年七月には、住民たちによる第二回目の自主的健康調査が実施された。結果は、一四九戸のうち七九人が耳鳴り、肩こり、不眠等の健康障害を訴えた。七九人のうち、基地局から半径五〇m以内の住民が一九人で、半径一〇〇m以内の住民が六二人だった。中心メンバーの岡田澄太さんは自宅が基地局からすぐのため体調を崩し、基地局建設後数カ月で基地局から約一〇㎞も離れた所に自宅を移さざるを得なくなった。

不誠実なKDDIの対応に怒り提訴へ

こうした深刻な事態が起こっているにもかかわらず、ＫＤＤＩは「基地局設置については適正な対応をさせていただいている」(『朝日新聞』二〇〇九年一二月八日付)と不誠実な対応に終始している。こうしたＫＤＤＩの対応に怒った住民たちは二〇〇八年一〇月、それまであった「健康と財産を守る会」を解消し、「大貫五丁目ＫＤＤＩ携帯電話基地局を撤去する会」(岡田澄太代表)を正式に発足させた。

二〇〇九年五月には提訴に備え「原告団」を結成し、同年八月には弁護士六名が現地調査に入り実際に多数の住民が耳鳴り、鼻血、頭痛等の症状を基地局稼働後に発症している事実を確認し、かつ発症した住民が入院等で基地局から離れた場所に移ると症状が緩和ないし消失する事実も確認した。

こうして遂に二〇〇九年一二月一六日、住民三〇人が原告となり、ＫＤＤＩを相手取り基地局の操業停止を求める訴訟を宮崎地裁延岡支部に起こした。弁護団は徳田靖之団長をはじめ総勢二八人という布陣である。

九州地区では「中継塔問題を考える九州ネットワーク」(宮崎周事務局長)が存在し、これまでに基地局を巡って八つの裁判が起こされている。過去の八つの裁判は「基地局から出る電磁波は潜在的に健康影響をもたらすので、基地局の操業停止ないし基地局建設を差し止める」よう求めるものであった。いわば、これから起こる被害を未然に防ぐための裁判といえる。これに対し、延岡市の裁判は「現実に健康被害は基地局電磁波のせいで起こっている」という事実を争う裁判で、その点では日本初の画期的裁判である。

二〇一二年一〇月一七日、宮崎地裁延岡支部は原告住民の操業差止請求を棄却する不当判決を出した。判決では、原告の症状は原告らのうそでなく、基地局稼働後に発生したことは認めている。それでいながら症状と基地局電磁波との因果関係は認めないとしている。その理由として「ノセボ効果」を挙げた。ノセボ効果とは、反対運動によって電磁波を浴びているという思い込みが症状を引き起こすというものだ。プラセーボ効果とは、偽薬でも効くと思い込むと効いてしまう効果だが、ノセボ効果はその逆でなにもないのに反対運動を通じて電磁波の健康被害不安を意識して症状が増幅される、というのだ。裁判資料として提出された資料に、岡田澄太原告団長宅の三階部分で「四・四二八μW／㎠」と計測されたとある。同じ場所での停波時測定時の数値は「〇・〇〇〇一四μW／㎠」と比べるとその差は約三万倍である。この計測値はＫＤＤＩによるものである。ちなみにこの数値は、欧州のリヒテンシュタイン国の基準値「〇・一μW／㎠」の四四倍以上の値である。これほど高い数値を出していながら「ノセボ効果」はないであろう。本書三九ページにフランスの高裁判決の例が掲載されているが、このベルサイユ高裁判決では「〇・〇二四～〇・八六μW／㎠」で原告住民への健康被害を認めている。いかに延岡支部（裁判所）の裁判官の国際感覚が低いかを物語っている。不当判決後、岡田原告団長は「私は陳述でＫＤＤＩの行っている行為は犯罪そのものであり、ＫＤＤＩは刑事事件の被告として裁かれるべきであるといいました」と怒りの声明を出した。

二〇一四年一二月五日、福岡高裁宮崎支部は住民側請求を棄却する判決を出した。一審と異なり、原告住民側は新たに吉富邦明九州大学教授（環境電磁工学専門）の「マイクロ波聴覚効果」論を健康被害の証拠として展開した。「マイクロ波聴覚効果」とは、携帯基地局で使用されるマイクロ波でザーザーといった音を感知するという効果で、WHOやICNIRP（国際非電離放射線防護委員会）もその存在を認めている。吉富教授は「基地局電磁波の最大値は、人間の脳が音として感知してしまうほど強く、それが頭痛や耳鳴り等の諸症状を引き起こす原因になっている」と証言した。しかし判決は、「マイクロ波聴覚効果」はレーダーなど強い出力では起こるが、基地局電磁波の出力等で起こるか疑問」として斥けた。この判決に対して、徳田弁護団長は、「我々の問いかけを裁判所は全く理解しておらず、最低最悪の判決だ」と批判した。

そして、三審である最高裁は、二〇一五年一〇月二〇日、「上告棄却」（原告敗訴）の決定を下した。岡田原告団長は「『裁判』で我々の撤去の訴えが認められなかったとはいえ、依然として携帯基地局は存在し、地域住民を見えないムチで打ち続けていることは事実です。私たちは、これからも平穏な日常を取り戻すため、みんなの健康と財産を守るため、基地局の撤去に向けて闘いを続けます」と声明を出した。日本の裁判はレンガを積む作業に似ている。負けたとはいえ、これまで積み続けてレンガは無駄になるわけではない。現実に基地局電磁波で健康被害が周辺住民に出ている以上、いつか勝利する日が来る、と私は期待している。

延岡大貫訴訟意見陳述（要旨）

延岡大貫訴訟弁護団長　徳田　靖之

本件訴訟の特徴

(1)　本件訴訟は、携帯電話の中継基地局から放出される電磁波によって、現実に深刻な健康被害を蒙っているとして、人格権に基づきその操業の差し止めを求めるものです。

(2)　携帯電話の中継基地局の操業差し止めを求めるいわゆる電磁波訴訟は、いずれも、電磁波による被害発生の「おそれ」があるかどうかが争われていました。

判決の多くは、電磁波による健康被害発生の「おそれ」があるかどうかについては、これを裏付ける疫学調査や研究報告が存在することを認めたうえで、現時点においては、なお、高度の蓋然性があると認めるに足りないという結論を下してきました。

(3)　ところが、延岡大貫訴訟において原告らが訴えているのは、本件中継基地局から放出される電磁波によって現に深刻な被害を生じているという事実であり、この点において、従来の各地における同種訴訟と決定的にその前提を異にしています。

その意味で延岡大貫訴訟は、わが国において、電磁波による健康被害の発生の有無を正面から争う初めての訴訟ということになると思います。

本件訴訟における審理のあり方について

(1) 延岡大貫訴訟のこのような特徴は、本件の主たる争点が次の点にあることを意味します。

第一は、原告らに、現実にどのような健康被害が生じているのかということです。

第二は、その健康被害の訴えに、どのような医学的根拠があるのかということです。

そのうえで、第三に、健康被害と本件基地局から放出される電磁波との因果関係の如何が争点となります。

(2) 第一の争点（健康被害の有無）を解明するために必要とされるのは、次の四点です。

第一は、健康被害の具体的な内容です。

第二は、健康被害の発生時期と離脱による被害の消長の有無です。

第三には、基地局操業開始以降、人体以外にどのような現象が生じているのかが明らかにされる必要があります。

第四には、国内において、同様の電磁波による健康被害がどの程度発生しているのかを明らかにすることです。

この点については、同様の被害の発生が沖縄で明らかにされており、問題が原告らの居住する大貫町にとどまらないことを明らかにしていく所存です。

(3) 第二の争点（健康被害についての医学的根拠）については、原告らを電磁波症候群と診断した北里大学の医師らの尋問が必要となります。

(4) 第三の争点（因果関係）については、次の解明が必要となります。

第一は、電磁波による健康被害に関する科学的知見の到達度を明らかにすることです。
第二は、本件基地局から放出されている電磁波の強度を明らかにすることです。

本件訴訟の課題

私たちの国は、これまでに、水俣病をはじめとする四大公害、スモン病、薬害エイズ、薬害肝炎等の深刻な被害を経験してきました。

しかし、司法は、失われた生命や健康は、金銭によって償われることはないという冷厳な哲理を承知しながら、事後的な損害賠償という形でしか対応できなかったということを、私たちは、今こそ明確に意識すべきではないでしょうか。

大貫町における被害発生は、電磁波による健康被害の問題が、まさしく、水俣病において、ネコに異常行動が発現した以降の時期にあたり、薬害エイズ事件において、国内の血友病患者に最初のHIV感染者が確認された時期に相当することを私たちに問いかけているのです。

水俣病や薬害エイズの深刻な教訓を踏まえて、被害の最小限度にとどめるために、被害発生を見たその当初の段階で可能な限りの措置をとることこそが、司法に今切実に求められているのだと思います。

裁判所が、これらの点を肝に銘じて、本件審理にあたられることを切に望んで、私の意見陳述とします。

（要約　弁護士　岡田荘平）

（九州／中継塔裁判ニュース　第三〇号　二〇一〇年四月五日より）

3　医師一家全員が健康被害に遭う〜沖縄県那覇市

まさか屋上の基地局が原因とは思ってもいなかった

沖縄県那覇市に住むSさん一家は、夫が医師、妻が看護師、子供は女の子が三人、男の子が一人、の六人家族である。S家は二〇〇〇年に夫婦の故郷である沖縄に戻り、那覇市内の一〇階建マンションに住んだ。それまでは夫の勤務の関係で他県で暮らしていた。当初は一〇階建マンションの三階の賃貸に入居した。入居したその年にマンション屋上に八〇〇メガヘルツ（一秒間に八億回の周波数）の基地局がマンション屋上に建設された。いわゆる第二世代携帯電話基地局だ（第一世代はアナログ音声型携帯電話、第二世代はデジタル音声型携帯電話、第三世代は画像動画対応型携帯電話）。当時は電磁波の知識を夫婦はまったく持っていなかった。基地局が稼働すると、すぐに異変が起こった。長女が最初に鼻血を出し、続いて夫が鼻血を出した。長男も不整脈になった。しかし、そうした健康障害が屋上に設置された基地局と関係しているなどとは露ほども考えなかった。

入居して四年目の二〇〇四年一二月、家族は最上階一〇階の分譲型に転居した。三階から最上階の一〇階に移ったことでそれだけ多く電磁波を被曝したためか、一〇階転居後の翌年二〇〇五年六月頃から、妻が急に手の痺れと全身の発汗、口が乾く、といった症状が出始めた。同年九月から体重が減り始め、最大一〇キログラムも減ってしまった。さらには右肩から痛みが出て、寝られない状態になった。病院でMRI、CTスキャン、採血等の検査をしたが、どれも数値的には「異常なし」の結果であった。診断した医者からは数値的には正常なので、「精神科へ行くように」と勧められた。妻の立場としては、家族の世話があるのでおいそれと休むわけにはいかないが、医者が強く勧めるので二〇〇六年五月まで約八カ月間入院した。

二〇〇八年三月、マンション屋上に基地局アンテナが増設され、二ギガヘルツ（一秒間に二〇億回の周波数）の第三世代基地局が稼働した。画像や動画も運ぶ第三世代基地局のためアンテナから発信される電磁波量は当然、第二世代基地局より多くなる。Sさん一家にも影響がストレートに現れた。まず、妻は右手にぴりぴり電流が流れるような感じになり右手が使えなくなった。さらに妻はめまい、耳鳴り、ろれつ難が加わり、しまいには車の運転がわからなくなるほど記憶が飛んだり、電話の途中で眠ってしまう状態まで現れた。長女と三女は鼻血を出し、次女は極度の眠気に襲われ、長男は頻脈と不整脈、夫は頭痛、不眠に苦しんだ。

同年（二〇〇八年）一〇月、ふと上を見たら基地局が見えた。「もしかしたら、この基地局が私たちの健康障害の原因ではないのか」とその時初めて気づいた。一〇月二六日、一家は基地局が元凶であると確信し、車二台に三日分の衣服と子供たちの学用品を詰めて、基地局の影響がないと思われるウィークリーマンションに緊急避難した。緊急避難してわずか数日後に長女の鼻血は止まり、次女の耳鳴りも、三女の鼻血も治った。長男の頻脈は正常値の七〇台に戻り、妻のろれつ難と耳鳴りもなくなり約三年間も使えなかった右手も動き出した。夫の頭痛、不眠も治った。つまり、緊急避難したら一週間ほどで家族全員の症状が改善されたのだ。

マンションに戻り、基地局撤去に取り組んだ

ウィークリーマンションに緊急避難したことで家族の体調は回復した。そこで、同年（二〇〇八年）一一月一六日にお金のかかるウィークリーマンションから別の賃貸マンションに転居した。回復したとはいえ、元のマンションに戻れるほどではなかった。そのため夫婦で相談し、家族に起こったこのひどい状況をマンションの居住者にぜひ伝えなくては、ということになった。そうはいっても電波を管轄する総務省が「電波は安全だ」と言っている国柄だ。いきなり話をしても、「基地局から出る電波で健康が害された」と言っても誰からも信用されないかもしれない。結局知人のアドバイスもあり、まずはマンション管理組合理事会に話しを持って行った。そうしたら、理事長が基地局会社のＫＤＤＩに申し入れることを快諾してくれた。申し入れを受けたＫＤＤＩは、「それならばどの位の電磁波が実際に出ているか測定しましょう」と応じてきた。測定結果はもちろん「国の基準値内だからなんら問題ない」であった。

そこで、次に夫婦は「直接マンション居住者に状況説明会を開催したい」と管理組合理事会に申し入れた。説明会は二〇一〇年一月に実現した。説明会の時に、居住者の中で同じように症状が出ているかどうかをみるアンケートと聞き取り調査を同時に実施した。そうしたら、頭痛、不眠、中途覚醒、めまい、立ちくらみ、飛蚊症（ひぶんしょう）（目に黒い点が飛び、視力障害になる）、極度の視力低下、眼痛、ドライアイ、鼻血、耳鳴り、嘔吐、しびれ、関節痛、強度の倦怠感、意識障害、等の多数の症状を他の居住者が有していることがわかった。

他にも、顔面神経麻痺、メニエル病（激しい回転性のめまいと難聴・耳鳴り・自閉感の四症状が同時に重なる内耳疾患）、甲状腺腫瘍、バセドウ病（甲状腺機能亢進症。動悸、眼球突出、神経過敏等の症状になる）、橋本病（慢性甲状腺炎）、味覚障害、狭心症、前立腺肥大、腫瘍（舌癌の再発）の人もいた。ペットとして飼っている犬、小鳥、金魚、メダカが死んでしまった、という人もいた。

同年（二〇一〇年）一月、KDDIに対し実施したアンケート調査結果を見せた。また管理組合理事会も基地局の契約更新はしないことを決定し、基地局を早期に撤去することをKDDIに申し入れた。

その結果、KDDIは、同年二月に第三世代の二ギガヘルツ基地局アンテナをまず停波し、同年六月に古くからある第二世代の八〇〇メガヘルツ基地局アンテナを停波した。そして同年八月、ついにすべての基地局設備を撤去するに至った。

撤去したら症例が八分の一以下に減った

マンション住民に出た症状は、頭痛、不眠症、中途覚醒、めまい、立ちくらみ、皮疹、ふらつき、極度の視力低下、眼痛、眼充血、鼻血、鼻炎、耳鳴り、嘔吐、物忘れ、関節痛、意識障害、イライラ感、しびれ、ドライアイ、胃炎、大腸ポリープ、不整脈、動悸、顔面神経麻痺、メニエル病、バセドウ病、味覚障害、目のかゆみ、狭心症、眠気、膀胱感、声帯ポリープ、等である。第二世代の八〇〇メガヘルツでも第三世代の二ギガヘルツでも共通する症状があるが、総じて、二ギガヘルツのほうが症状は悪化している。八〇〇メガヘルツの時にはなかった症状としては、倦怠感、イライラ感、飛蚊症等がある。基地局を撤去したら、二ギガヘルツに増設以降二七例あったこれらの症状が、ゼロになった。また、全体で一七〇あった症例が撤去後に二二にまで減った。実に八分の一以下に激減したのである。

二〇一〇年四月九日に「電磁波から健康を守る全国連絡会」が主催して永田町の衆議院第二議員会館第一会議室で院内集会「電磁波による健康被害の実態〜医師による調査報告」が開かれた。その集会で、S氏は分子生物学者（現在は臨床医師）らしく、電磁波と生体の関係をこう語った。「人間の視覚、聴覚、味覚といった五感や運動は、脊髄から出る神経電流によって制御されています。神経は蜘蛛の巣のような形の細胞で体の隅々まで繋がっています。神経細胞を細かく見ると、長い軸索がありその中を電気が通っています。その先からは神経伝達物質が出ています。神経細胞は電気信号を伝えることでその機能を果たしているのです。多くの細胞に電位が存在し、細胞内のイオンの出し入れを電位差を使って行っているのです。電位はマイナス六〇ｍＶ（ミリボルト）程度でピュッと上がってすぐに戻ります。心臓の拍動も電流で起こっています。人の体には、こうした直流電流が流れているわけです。地磁気という地球磁場の中で人間は生活していますが、人の細胞の電流は地磁気の影響を受けないようになっている。

しかし、基地局からの電磁波は自然界に存在しないし、かつ強力なのであり、交流ときている。交流は常にプラスとマイナスの間を変化しています。このため人間の細胞は基地局からの電磁波の影響を受けるのです。基地局からの電磁波は人間内の電位差六〇ｍＶから比べると大きいのです」。

六〇ｍＶといえば、〇・〇六Ｖである。人間はどんな機械より精緻な構造といわれるが、基地局から二四時間、三六五日、のべつまくなしに発射されるマイクロ波の影響を軽視することは無理なのかもしれない。

◆海外で起こっている事例

日本と異なり、海外特に欧州では電磁波問題が活発にテレビ、新聞等のマスメディアで報道され、電磁波問題は一級の環境問題として扱われている。ドイツ在住の日本人の話では「ドイツでは電磁波問題は環境問題で一〇本指に入る」ほど人々の関心は強いという。まずはユーロバロメーター計画から紹介しよう。

1　欧州では四人のうち三人が基地局に不安感～ＥＵ公式調査が示す

欧州では四人中三人が「携帯電話や基地局から発射される電磁波が健康に悪い」と思っている、というショッキングな報告が発表された。

二〇〇七年七月八日の英国紙『インディペンデント日曜版』を紹介しよう。

「英国人の三分の二は『携帯電話や中継基地局から出る電磁波は健康に影響を及ぼすと考えている』という驚くべき内容の公式調査が明らかになった。また、電磁波の潜在的脅威に対して『政府は、電磁波は〝安全〟だとしか説明しない』ことに大多数の人々は失望している、こともその公式調査は明らかにしている。

この調査は欧州人二万七〇〇〇人を対象に実施されたEU（欧州連合）の公式意識調査である。このうち英国人対象者は一三七五人である。この調査結果によると、反対運動に取り組む市民運動家が考えている以上に、電磁波に対する一般市民の懸念度は高いことがわかった。それとともに、電磁波問題をなるべく軽視しようとする政府の試みが、かえって逆効果になっていることもわかった。

本紙（インディペンデント日曜版）はこの四月（二〇〇七年）から、「電磁波は私たち人間や野生生物にどのような影響を及ぼすか」という問題を提起してきた。この提起に対する読者の反響は極めて大きかった。反響と結びつく例を紹介しよう。

今月（二〇〇七年七月）、ロンドン市のハリンゲイ地区とウェールズのカーマゼンシャイアー地区で、学校に無線LAN（Wi-Fi＝ワイファイ）の導入を許可するかどうかを巡って、検討が続いている。論議のきっかけは、英国健康保護庁長官ウィリアム・スチュワート卿が『学校への無線LAN導入への懸念』を表明したからである（注：ウィリアム・スチュワート氏は著名な大学教授で、英国で二〇〇〇年に初めて『一六歳未満の子どもは携帯電話の使用を抑制すべきだ』と提起した人物）。BBCテレビ番組『パノラマ』で、ウィリアム・スチュワート卿は次のように語った。『Wi-Fiの導入については再検討する必要があると私は考えている。そう、今がそうした問題を再検討する時期なんだ、と思う』。

今回のEUの調査は『EUユーロバロメーター計画』の一環として実施された。この計画は、欧州大陸の大衆意見をサンプル抽出する目的で実施された。今回の調査結果では、『英国人の六五%が携帯電話電磁波は健康に影響を及ぼすと考え、英国人の七一%が基地局電磁波は健康に影響を及ぼすと考えている』ことがわかった。

欧州全体でみると、『携帯電話電磁波が健康に影響を及ぼすと考えている人は七三％で、基地局電磁波が健康に影響を及ぼすと考えている人は七六％』と不安に感じる人の割合はさらに高くなる。二〇〇二年に行った同種の調査では、『携帯電話電磁波が健康に影響を及ぼすと考えている人は五五％』で、『基地局電磁波が健康に影響を及ぼすと考えている人は五八％』だった。つまり、この五年間で不安を感じる人が大きく増加したことを数字は物語っている。

ここ最近になって携帯電話のリスクを示す証拠が増加してきている。たとえば、スカンジナビア半島諸国の研究では携帯電話を一〇年以上使うと脳腫瘍が増加する、としている。また同じ研究では携帯電話電磁波は脳細胞を殺すので、今現在の若者が四〇代に達してから老化現象が出始めるであろう、としている。

携帯電話電磁波と比べると、基地局電磁波が健康に及ぼす影響を示す証拠ははるかに少ない。しかし実施された研究からすれば、基地局電磁波の影響で頭痛、疲労感、吐き気、記憶力への影響、等の症状が現れる、ことを示している。基地局建設反対運動をしている人たちは『基地局電磁波はがんをもたらす恐れがある』と訴えている。

また、携帯電話や基地局の問題に対し政府関係者や一部学者が『電磁波は心配しないでいい』と言っているにもかかわらず、英国人の五〇％以上がこうした政府関係者や一部学者の〝安全説〟を信じないで、かなり不安を感じていることがＥＵ公式調査でわかった」

二〇〇二年にフランスの全国経済紙『レ・ゼコー』が実施した世論調査で「携帯電話基地局に不安を

感じる人が四一％に達している」と出た。当時、この報道を知り、「日本と違い、なんとフランス人の電磁波への意識は高いのか」と驚いたが、それから五年後のEU公式調査で調査対象の四分の三以上が携帯電話及び基地局の電磁波の健康影響に不安を感じる、と出たことで、もはや欧州ではこれが〝常識〟になっている、と強く感じる。現在ではさらに不安を感じる人は増えていることは確実だ。それだけ欧州では電磁波問題がマスメディアで報道されているからこそ、こうした数字が出てくるのであろう。海外の新聞を訳していると、いかに日本の新聞が「意図的に」電磁波問題を報道しないか痛感する。

もう一つ気づくのは、概して携帯電話の電磁波より基地局の電磁波のほうが不安に思っている人の割合が高く出ることだ。日本では携帯電話の電磁波については少し気にする人が出始めているが、基地局電磁波となると、まるで知らないか気にしない人が大半である。だが、携帯電話は使っている時間だけの問題なので、イヤホンをつけるといった防御手段がとれるが、基地局の場合は携帯電話より発する電磁波量は微弱ではあるが、反対に浴びる時間は二四時間なので全体量は決して少なくないため気になるのだろう。この考え方は合理的といえる。

2　「基地局撤去」命じる画期的判決～フランス・ベルサイユ高裁判決

二〇〇九年二月四日、フランスで画期的な基地局判決が出た。

フランス南部のローヌ地方タシン・ラ・デミリューヌ（Tassin la Demi-lune）地域に、フランスの携帯電話会社「ブイグ・テレコム社」（Bouygues Telecom）が、二〇〇五年の暮れ、高さ一九メートルの携帯電話中継基地局鉄塔を建設した。これに対し、周辺住民で鉄塔建設に反対する三家族が基地局撤去と損害賠償を求めて裁判に訴えた。

この裁判の第一審（地裁）判決は二〇〇八年九月一八日に出た。判決内容は、①基地局を撤去すること、②原告三家族に対し、被告ブイグ社は健康リスク料として合計で三〇〇〇ユーロ（当時換算で約三七万九〇〇〇円）を支払うこと、③期限までに基地局を撤去しない場合は、被告は遅延料として一日につき一〇〇ユーロ（同約一万二〇〇〇円）を原告に支払うこと、ただし原告側が主張した家屋資産価値下落と景観妨害の賠償金として「三家族に総額三〇〇〇ユーロを支払うこと」という要求は却下する、というものだ。

この一審判決に対し、ブイグ社は高裁に不服申し立て（上告）をした。

ベルサイユ高等裁判所が原告（住民）側を支持

その判決が二〇〇九年二月四日に出されたベルサイユ高等裁判所判決である。

判決内容は、①基地局を撤去すること、②原告三家族に「精神的苦痛の賠償金」として七〇〇〇ユーロ（同約八八万五〇〇〇円）を支払うこと、③撤去に応じない場合は遅延料として、一日につき五〇〇ユーロ（同六万三〇〇〇円）を支払うこと、というものだ。判決文はA四判七頁分あるが、以下判決要旨を紹介する。

ブイグ社は一九九四年一二月に携帯電話ネットワーク事業の営業許可をとった。当初は第二世代携帯電話であるGSMとしての認可だった。二〇〇二年一二月、ブイグ社は第三世代携帯電話であるUMTSの認可も得た。

二〇〇五年末、ブイグ社は、ローヌ地方タシン・ラ・デミリュータ地域に高さ一九メートルのコンクリート製携帯電話基地局タワーを建てた。タワーは樹木型にカモフラージュしてあるタイプである。基地局は四方二キロメートルをカバーする。

これに対し、基地局近くに住む三家族（判決では三家族は匿名）が二〇〇七年一月一八日、リヨンの行政裁判所にブイグ社を相手取り提訴した。提訴内容は、①ブイグ社の基地局の撤去、②撤去しない場合は、遅延金として一日につき五〇〇ユーロ支払うこと、③生活妨害と家屋の資産価値下落に対する賠償金を支払うこと、である。

ナンテール地方裁判所は二〇〇八年九月一八日に判決（第一審判決）を出した（判決内容は前掲のとおり）。第一審判決は「健康リスク」について次のように述べている。

「（健康リスクに関する）科学論争はまだ結論に達していない。ブイグ社はリスクがないことを証明していないし、予防原則（principle of precaution）も尊重していない。ブイグ社は二つの行政許可を得ているとしているが、この二つの行政許可は予防原則に十分対応していないし、基地局の問題点に関する書類を一つも提出していない」

「リスクは確か（certain）にある。それは被告（ブイグ社）が主張するような仮説ではない。そうしたリスクに意に反して曝露されることは生活妨害となるし、健康と関連する事実が存在する中で暮らすことは特別な質の生活妨害となる」

「こうしたリスクを取り除くには、基地局を撤去する以外ない」

この第一審判決に対し、ブイグ社は控訴した。

控訴理由は以下である。「一審判決は、健康リスクが明確であると判断しているが、これは事実誤認である。基地局の近くに住む人へのリスク仮説を、科学的研究は立証していない。予防原則の必要性を主張する科学者も、基地局関連リスクまでは言及していない。一審で取り上げた研究は、携帯電話使用に関するリスクは言及しているが、基地局に関するリスクには言及していない」

一方原告の三家族も、基地局撤去を命じた第一審判決を基本的に支持するが、生活妨害に対する賠償金額は三〇〇〇ユーロと低額なので「一家族当たり一万ユーロ（同約一二六万円）を支払うよう」等の要求で、ブイグ社の控訴に対抗した。

また原告三家族は、携帯電話と基地局ではリスクが違うというブイグ社の主張に同意しないし、数多くの科学文献からすれば健康リスクは今後重大なものになるであろう、と主張している。したがって、現行の基準値ではリスクは回避されない、と主張した。

なお、二〇〇六年六月一日に三家族が要求して測定した電磁波量は、朝七時から七時四五分の時間帯で、電界強度「〇・三〜一・八V／m」（注：電力密度換算〇・〇二四〜〇・八六μW／cm²）であった。

住民（原告）側は特別な生活妨害が起こっていると主張するが、基地局から発信される電磁波量は「電磁波の熱作用」を起こすほどのレベルでないことは明白だ。だとすると、「公式に決められた現行基準値以下ならば生活妨害にならない」とか「携帯電話会社の事業活動は法に適っている」とか「基地局は公衆のために有益である」といった被告（ブイグ社）の主張は根拠がないことになる。

住民側は、特に「電磁波の非熱作用」によって起こる健康リスクに注目している。

フランス政府が実施した研究報告であるスミロー報告では、「熱作用」だけが科学的に立証されたダメージ作用だというが、「熱作用」以下のレベルでも様々な生物学的影響（作用）が起こるとする科学的データは存在している。まだ「非熱作用」は十分解明されていないが、「非熱作用」は予防原則から導き出される警告を産み出している。

スミロー報告では、携帯電話の使用に関して「慎重なる回避」策を奨励しているが、その他に公衆への電磁波曝露量を少なくするとか、子どもや病人のようなセンシティブな対象に基地局から一〇〇メートル以内ではアンテナのビームが直接当たらないようにすべきだ、と勧告している。

二〇〇一年に、ＩＣＮＩＲＰ（イクニルプと発音する＝国際非電離放射線防護委員会）のガイドラインに基づいてベーシックな規制が一方で実施されたが、他方、議会からの質問に基づいて政府としてもベーシックな規制と別に「参考値」の考えを示した。ＩＣＮＩＲＰのガイドラインは、筋肉への刺激や末梢神経へのショック（注：電磁波の刺激作用）や火傷（注：電磁波の熱作用）といった電磁波の急性影響（作用）について明らかに認めているが、一方でがんリスクなど長期影響（作用）の可能性も言及している。長期影響（作用）は科学的データはまだ十分ではないが、疫学調査では現行のガイドライン値よりはるかに低いレベルで発がんとの関係を示唆している。

ＷＨＯ（世界保健機関）が二〇〇六年六月に発表した「文書三〇四号」では、基地局や無線ネットワークからの高周波電磁波曝露での健康影響はない、と予想しているが、もっと曝露量が高まった時に健康影響が出るかどうかについて研究が行われるべきだ、とアドバイスしている。

医師たちから、中継基地局の周辺の患者の健康障害が増加していることを懸念して、いくつもの宣言（アピール）が出されている。二〇〇〇年のザルツブルグアピール、二〇〇二年のフライブルグアピール、二〇〇四年のバンベルグ（Bamberg）アピール、二〇〇五年のヘルシンキアピール、などだ。

二〇〇六年のベンベヌート（Benvenuto）決議では次のように宣言している。

「極低周波や高周波の電磁波曝露で生物学的影響が起こっている。動物研究や細胞研究に加えて疫学研究では、一定レベルの極低周波電磁波が小児がんリスクを増大させることが示唆されているし、子ども同様に大人に対しても、がん以外の健康問題も引き起こしていることが示唆されている。政府は、すでにいくつかの国で実施されているような予防原則に基づいた一般人と職業人を別に扱った勧告の枠組みを採用すべきだ」

二〇〇七年八月三一日に出されたバイオイニシアティブレポートは、大学や研究機関のメンバーによって書かれた。そのレポートでは、ＩＣＮＩＲＰが定めた基準値では人々の健康保護にとって不十分であるとしている。またレポートは、電磁波の健康影響はまだ完全には解明されていないが、リスクマネジメント（リスク管理）のための方策を採用するには十分な科学的知見が現在でもある、としている。

ＩＣＮＩＲＰ（国際非電離放射線防護委員会）の基準値では頼りにならないとして、いくつかの国では別の基準を採用している。六Ｖ／ｍ（注：電力密度換算一〇μW／㎠）を採用している国が、オーストリア、リヒテンシュタイン、イタリア、ポーランド、ロシア、中国。四Ｖ／ｍ採用のスイス。三Ｖ／ｍ（注：電力密度換算二・四μW／㎠）採用のルクセンブルグ、がそうである。また電磁波発生源の建物の周囲に禁止ゾーンを設定している。

以上の理由により、ベルサイユ高裁は、冒頭に紹介したように、①基地局は撤去すること、②原告三家族に「精神的苦痛の賠償金」として七〇〇〇ユーロ（同約八八万五〇〇〇円）を支払うこと、③撤去に応じない場合は遅延料として、一日につき五〇〇ユーロ（同六万三千円）を支払うこと、といった画期的判決を導き出したのだ。

ベルサイユ判決は高裁（二審）判決だけにその影響は大きい。フランスでは、このベルサイユ判決に勇気づけられて次々と基地局訴訟で住民側勝訴判決が出ている。

ベルサイユ高裁判決の影響は近隣諸国にも飛び火し、二〇〇九年五月一八日、ベルギーのヘント地裁がドロンヘン地域の基地局建設を禁止する判決を出している。

3　チリでも基地局撤去の高裁判決出る～ランカグア高裁判決

世界一長い国、南米のチリでも基地局訴訟で画期的判決が出た。

首都サンチャゴから普通列車で約一時間の距離にあるランカグア州オイギンス地方サンタクルス町に建設された、チリの携帯電話会社「エンテル社」の携帯電話中継基地局鉄塔を巡って住民との間で訴訟になった。訴えたのはカルドエン財団のディエゴ・カルドエン・デラノ氏で、デラノ氏は基地局の撤去を要求し、裁判は二審までもつれこんだ。

二〇〇九年一二月四日、ランカグア上級裁判所（高裁）は原告のデラノ氏の主張を支持し、エンテル社に対し「基地局撤去」の判決を出した。

チリの裁判は日本と違い、判決には弁護士代表も判事として参加するようだ。ランカグア判決では、裁判所公吏（これが裁判官に当たるのであろうか）のカルロス・バニャード氏、同カルロス・アランギス氏、それに弁護士代表のアラミオ・カルモーナ氏の三人の判事が一致して原告勝訴判決を出した。

判決では、判決根拠として、チリ憲法第一条（精神的、肉体的権利）、同九条（健康保護の権利）、同八条（環境汚染から離れて暮らす権利）をあげている。また判決は、基地局の問題点として二つあげている。一つは、チリ国立衛生研究所が「携帯電話中継基地局から発信される電磁波は健康を害する可能性がある」という情報を有していること。電磁波の健康影響についてまだ有害か無害かは確定しておらず議論の段階にある。しかしもし有害だとなればその影響は重大である。この問題を考えるにはタバコの例がある。一九六〇年代に「タバコが有害であるとする証拠は示されていない」としてタバコ産業は商業的自由の権利を主張した。そのことで、もしタバコを規制していたら防げたはずの〝将来的死〟が放置された。このように判決は指摘した。

もう一つの基地局の問題点は、基地局が建設された地域が「環境保存地区」だったこと。「基地局は景観を害する」という原告の主張を判決は支持した。

二〇〇八年に筆者はチリを訪問した。長年の友人がチリに永住しており、彼を訪ねるのが一つの目的だった。

チリは「南米の優等生」で他の南米諸国より国民の生活は安定しており、治安も断然いい。社会保障制度もしっかりしており、日本より進んでいる面もある。こうした国民性がこうした先進的な判決をもたらしたのであろう。

太平洋岸に面した港町バルパライソ市でも「携帯電話や携帯電話基地局に反対する民衆デモ」が行われていると外電は伝えている。

4　欧州評議会議員会議（PACE）報告書で画期的電磁波規制勧告を行う

二〇一一年五月二七日、欧州評議会議員会議（PACE）が『電磁界の潜在的な危険性及び環境への影響』と題する「報告書／決議」を発表した。

欧州評議会は、一九四九年に欧州の統合に取り組む国際機関として設立された。欧州四七カ国（欧州をほとんど網羅）が加盟国で、オブザーバーとして米国、カナダ、日本、バチカン、メキシコが参加している。欧州評議会は、法定基準、人権、民主主義の発展、法の支配、文化的協力について特に重点を置いている。機関としては、加盟国の外相で構成する閣僚委員会、各国議会の議員で構成する議員会議、事務局の長である事務総長、から成っている。

PACE（欧州評議会議員会議）の「報告書／決議」の概要は以下である。

1　PACEはこれまでも環境と環境衛生の保護に対する責任の在り方の重要性を繰り返し強調してきた。送電線や電気機器の周囲にある極低周波（ELF）電磁場の健康影響は継続中の研究テーマであり、社会的にも議論が活発化している。WHO（世界保健機関）によると、すべての周波数の電磁場はとても身近でしかも急速に増大した環境因子の一つであり、懸念や憶測が広がっている。今やすべての人々がさまざまなレベルの電磁場に曝されている。しかもその被曝レベルは技術進歩とともに増大し続けている。

2　携帯電話通信は世界中で利用されている。こうしたワイヤレス技術は、固定したアンテナや基地局のネットワークに頼っている。全世界で一四〇万基以上の基地局が存在しており、その数は第三世代技術の導入に伴って著しく増大している。無線ＬＡＮのような高速インターネットアクセス等のサービスが、家庭、オフィス、多くの公共の場（空港、学校、住宅地、市街地）を問わず急速に増大している。そのため、高周波電磁場の人々への被曝も増大する。

3　特定の周波数帯の電場や電磁場が医療に利用され優れた効果を発揮している。極低周波周波数や送電線であれ、レーダー、電気通信、携帯電話通信分野で使われる特定の高周波であれ、公的な閾値（しきい値）以下のレベルであっても、人体同様に動植物や昆虫に対して、潜在的に有害で非熱的な生物的影響があると思われる。

4　あらゆる種類と周波数の電磁場照射の基準値や閾値に関して、ＰＡＣＥは、熱作用と非熱作用（生物学的影響）双方に対して、「ＡＬＡＲＡ（合理的に達成可能な限り低くする）原則」が適用されるよう勧告する。そして、科学的評価が十分かつ確実に決定することができない場合は、予防原則が適用されるべきである。特に、若者や子供のような影響を受けやすい対象への被曝が増大する状況だからこそ、早い段階での警告が無視された場合、無作為から生じる人的・経済的損失は著しく拡大するおそれがある。

5　ＰＡＣＥが遺憾に思っているのは、予防原則の尊重が求められていたのにもかかわらず、かつ様々な勧告、宣言が出され、さらには多数の法律・法令の改善がなされていたのにもかかわらず、既知あるいは新しく出現した環境リスクや健康リスクへの対応がいまだ欠如しており、効果的な予防措置の採用・実施が意図的に遅らされていることである。高いレベルの科学的・医学的証拠が出るまで待ってから、よく知られているリスクを防ぐための行動を起こすということは、過去に起きたアスベストや加鉛ガソリンやタバコの場合と同じように、非常に高い健康コストと経済的コストをもたらすであろう。

6　電磁場や電磁波の問題と環境や健康への潜在的影響に関して、ＰＡＣＥは、重金属、殺虫剤、化学物質、医薬品、遺伝子組み換え生物の許可、といった現在の問題に対応することと同じであると留意している。したがって、環境と人類への健康に否定的な影響を及ぼすおそれがあるものに対して、透明で公正な評価を行うために、科学的な専門知識への信頼性と独立性が確保されることが重要である、とＰＡＣＥは強調する。

上記の理由から、ＰＡＣＥは欧州評議会の加盟国に対して以下を勧告する。

（一般的に）

1　電磁場の中でも特に携帯電話からの高周波被曝、とりわけ頭部の腫瘍リスクが最も高いと思われる子供や若者への被曝を減らすために、あらゆる合理的な対策を講じること。

2　ＩＣＮＩＲＰ（国際非電離放射線防護委員会）が設定した現行の電磁場被曝基準を見直すこと。この基準は深刻な限界があるため、科学的根拠を再検討し、電磁場照射及び放射の熱作用と非熱作用（生物学的影響）の両方に対して、ＡＬＡＲＡ（合理的で達成可能な限り低くする）原則を適用すること。

3　環境と人類の健康に対する潜在的に有害かつ長期間の生物学的影響が存在することに鑑み、とりわけ子供と一〇代の若者、及び出産年齢の若い女性を対象とした意識啓発キャンペーンや情報提供キャンペーンを実施すること。

4　電磁場が原因の不耐性症候群に苦しむ「電磁波過敏症」の人たちに対して、特別に配慮し特別な対策を導入すること。具体的には、無線ネットワークが構築されていない電磁波フリーエリアを設定すること。

5　コスト削減とエネルギー節約と環境及び人類の健康を守るため、新しいタイプのアンテナを持つ携帯電話やコードレス電話に関して、環境と健康への悪影響を減衰し、かつ効率性も保つ技術に基づく電話通信開発の研究を推進すること。

（携帯電話・コードレス電話・Ｗｉ－Ｆｉ・無線ＬＡＮ・ＷｉＭＡＸ・ベビーモニターのようなその他の無線機器の個人使用について）

1　予防原則に従って、すべての屋内環境でマイクロ波の長期被曝レベルに予防的閾値を設定すること。閾値の値は、○・六Ｖ／ｍ（※電力密度換算○・一μW／㎠）を越えず、中期的には○・二Ｖ／ｍ

（※電力密度換算〇・〇一μW／㎠）に減らすこと。（原文では数値は電場強度のみ）
2　新型機器については、すべて許可前に適切なリスク評価手法を実施すること。
3　機器について、「電磁場が発生すること」「送信出力」「SAR（比吸収率）」「健康リスク」を明示すること。
4　常にパルス波を発するコードレス電話、ベビーモニターなど家庭用電気器具に関して、あらゆる電気器具は常に待機状態の時も潜在的健康リスクが存在することに対して認識を深めるとともに、家庭では有線の固定電話を使用し、それが無理ならばパルス波を常に発することのないタイプの電話の使用を勧めること。

（子供の保護について）
1　複数の省庁（教育、環境、健康）内で、教師・保護者・子供に対象を絞った情報提供キャンペーンを実施すること。目的は、マイクロ波を発する携帯電話などの機器を長い期間使用することや、初期の特異なリスクあるいは考慮される病気について、警告を与えるためである。
2　いくつかの自治体や医師会や市民団体が主張していることだが、学校敷地内や教室での携帯電話やコードレス電話、WiFi、無線LANを禁止すること。

（電力線と携帯基地局に関する計画について）
1　高圧送電線などの電力設備が住宅に危険が及ばないように距離を置くという都市計画策を導入す

ること。

2　新しく建てる住宅について、健康影響にために、電気システムに厳しい安全基準を適用すること。

3　ＡＬＡＲＡ（合理的で到達可能な限り低くする）原則に従って、中継アンテナ（基地局）の基準値を下げ、すべてのアンテナを監視する総合的で継続的なシステムを導入すること。

4　新しいＧＳＭアンテナ、ＵＭＴＳアンテナ、ＷｉＦｉアンテナ、ＷｉＭＡＸアンテナの設置場所を決める際は、事業者の利益ばかりに従うのでなく、地方自治体等の担当者、地域住民、環境関連市民団体と相談して決めること。

（リスク評価と予防策について）

1　リスク評価をより予防的見地に立った評価にすること。

2　指標となるリスク評価尺度を策定することで、リスク評価の基準と質を改善すること。リスクレベルの表示を義務付け、異なるリスク仮説を使い、実際の生活状況との整合性を検討すること。

3　「早い段階での警告」を提唱する科学者の声に耳を傾け、そのような科学者を擁護すること。

4　予防原則とＡＬＡＲＡ原則の人権優位の定義を明確にすること。

5　健康影響を評価するための公的調査研究において、調査研究対象となった製品への課税で得た交付金によって独立した研究のための公的資金を増やすこと。

6　公的資金を配分するための独立委員会を創設すること。

7　ロビー団体に透明性の義務を課すこと。

8　市民社会を含むすべてのステークホルダー（利害関係者）間における多元的で相反する議論を促進すること。

◆基地局の影響について

携帯電話から発信される電磁波（マイクロ波）に比べて、中継基地局から発信される電磁波は弱い。しかし基地局からは二四時間、三六五日、のべつまくなしに電磁波が発射される。その点では総電磁波量は携帯電話に比べて決して「微弱」ではない。

基地局電磁波の影響を調査した研究を次に紹介する。

1　オランダTNOの基地局電磁波影響調査

二〇〇三年九月、オランダ政府は「次世代（第三世代）携帯電話システムが人間の健康にどのような影響を与えるか」という興味深い調査結果を発表した。この調査は、オランダ政府三省（経済省、保健省、通信省）がオランダ応用科学研究機構TNOに共同依頼して行った調査で、「TNO調査」といわれる。

TNOについて説明する。TNOは一般的な民間の研究機関ではない。科学技術分野における応用科学研究を行うことを目的としてオランダ議会によって一九三二年に設立された研究機関である。欧州では最大規模を誇る中立の総合受託試験研究機関であり、その調査結果は「中立性」と「客観性」で評価を受けている研究機関である。

このオランダのＴＮＯ調査は、事業者を監督する経済省と健康を扱う保健省と電波を扱う通信省が共同で依頼しているところがミソである。日本では、極低周波つまり電気製品・送電線・変電所から出る電磁波は「経済産業省」、高周波つまり携帯電話・無線ＬＡＮ・基地局・レーダーなどから出る電磁波は「総務省」、健康問題一般は「厚生労働省」、といった具合にタテ割り行政に固執している。分野によって所管がそれぞれ異なることは理解できても、国民の電磁波への不安に対応する上では、こうようなタテ割り行政は百害あって一利もない。電磁波に関しては環境省も含めた「省庁連絡会議」がある、と政府は説明するが、この省庁連絡会議は単なる連絡調整のためのもので、実態はてんでんばらばらである。きちんと一つのテーマで研究調査したり、なにかの問題で責任を持って答えるような組織ではない。こうした体たらくを反省し、日本政府は、オランダＴＮＯ調査のような合同調査を早急に実施すべきである。

前置きが長くなったが、調査の説明をしよう。

中継基地局は、通常数キロメートル四方（通話可能範囲）を一つのセル単位としてその範囲の携帯電話と電波の送受信を行う。携帯電話のことを「セルフォーン（cell phone）」と呼ぶのはそのためである。

今回のＴＮＯ調査は、第二世代と第三世代の携帯電話中継基地局から発射される電磁波（マイクロ波）を四つのグループに分けそれぞれの反応も見て比較する、という方法をとった。ちなみに「第一世代」とはアナログ音声を運ぶものだ。日本ではもう使われていないが、北欧や米国では「デジタル波よりアナログ波のほうが安全」という考えの人がいてアナログ方式の電話はまだ使われている。「第二世代」とはデジタル音声を運ぶもので、ドコモでいえば「ムーバ」がこれにあたる。「第三世代」は画像データまで運ぶもので、ドコモでいえば「フォーマ（FOMA）」、他社でいえば「写メール」がこれにあたる。

四つのグループとは①九四五メガヘルツのGSM方式（第二世代）、②一八四〇メガヘルツのGSM方式（第二世代）、③二一四〇メガヘルツ（二・一四ギガヘルツ）のUMTS方式（第三世代）、④どのマイクロ波も受けないグループ、である。方式は「ダブルブラインド方式」（二重盲検方式）を採用している。ダブルブラインドとは、何が発射されているかは、発射している方も受けている方もわからない、という方式だ。「思い込み」を避けるためで最も客観的な実験方法といわれている。そのため「照射」もあれば「偽照射」もある。被験者は過敏症を訴えている三六人とそうでない三六人に分かれ、「アンケート」記入と「反応時間、記憶、視覚選択注意力、などの検査」を行うことで、マイクロ波曝露がどのように影響するかあるいは影響しないかを評価判定する。

照射強度は一mの高さで電界強度は一V／m（注：電力密度換算〇・二六五μW／㎠）である。

結果は、第三世代基地局のマイクロ波を曝露されたグループに著しい影響が見られた。具体的には、頭痛、吐き気、ちくちくする痛みを感じる、等で、第二世代基地局のマイクロ波を曝露されたグループにはそれらの症状はなかった。一方、記憶や反応時間のような認識機能変化は第二世代基地局からのマイクロ波曝露でも、第三世代基地局からのマイクロ波曝露でも、ともに増加した。

つまり、第三世代基地局からのマイクロ波のほうが第二世代基地局からのマイクロ波より生体への影響は強いが、かといって第二世代基地局からのマイクロ波も影響がないわけではなく、認識機能変化つまり脳への影響はある、ということだ。実際には第二世代と第三世代の両方の基地局からのマイクロ波を住民は受ける。

オランダ三省スポークスマンは「さらに研究を行い、検証することが必要だ。長期間曝露による健康影響や生物学的影響を調査する必要がある。ＥＣ（欧州委員会）との共同研究も検討する」とコメントしている。

2　基地局から三〇〇ｍ以内と以遠との比較

二〇〇三年四月、フランス国立応用科学（アプリケ）研究所は「基地局周辺住民と調査研究結果」を発表した。どういう調査かというと、基地局から三〇〇ｍ以遠に住んでいる住民と基地局から三〇〇ｍ以内に住んでいる住民とを比較するものだ。

それによると、基地局から一〇ｍ以内の至近距離だと、吐き気、食欲不振、視覚障害を住民たちは訴えた。基地局から一〇〇ｍ以内だと、痼瘨、うつ症状、性欲減退を住民たちは訴えた。ここで注目すべきは、痼瘨とうつ症状という対照的な症状が同時に出ることだ。二〇〇ｍ以内だと、頭痛、睡眠障害、不快感を住民たちは訴えた。二〇〇ｍ～三〇〇ｍでは疲労感を住民たちは訴えた。

この調査はＲ・サンティニら数名による共同研究で、調査対象は五三〇人。うち男性が二七〇人で女性が二六〇人。対象者に質問票に記入してもらい、回収したデータを解析する方法が採用された。男性と女性との比較では女性のほうが、頭痛、吐き気、食欲不振、睡眠障害、うつ病、不快感、視覚障害、を訴える人が多かった。

基地局からの距離	症　状
一〇m以内	吐き気、食欲不振、視覚障害
一〇〇m以内	癇癪、うつ症状、性欲減退
二〇〇m以内	頭痛、睡眠障害、不快感
三〇〇m以内	疲労

このフランスの調査に刺激を受けて、熊本市御領地域で携帯電話中継基地局に反対している住民組織「託麻(たくま)環境を守る会」が、三二〇世帯九〇七人を対象に、大規模な「三〇〇m以内」と「三〇一m以遠」の健康影響比較調査を行い、二〇〇八年一〇月二八日に結果を発表した。

以下がその調査結果の要旨だ。

日本でも基地局三〇〇メートル以内に体調不良多い

（熊本市の住民たちが実施した健康調査結果）

（調査団体）　託麻(たくま)の環境を考える会（熊本市御領(ごりょう)地区）

（調査日）　二〇〇七年一〇月〜一一月下旬（約二ヶ月間）

（調査対象）　御領地区二つの町内会の居住世帯約九〇〇世帯。訪問したのはその約五割で調査表回収は三二〇世帯（世帯員が合計九〇七人）

（調査方法）　無記名の「健康アンケート」を各戸配布し、後日回収。

（調査項目）　(1)基地局から居住者の距離が三〇〇ｍ「以内」か「以遠」かの別

(2)全世帯の「男女別」と「年齢」

(3)全世帯の健康状態を設問。体調不良は具体的に以下の一二項目に区分しさらに症状ごとに、体調不良の状態・頻度も聞く。一二項目とは①慢性的な疲労感、身体がだるい・重い②集中力の低下・記憶力・思考力の低下③気持ちがふさぐ・ゆううつ④興奮しやすい・イライラ⑤眠れない、眠りが浅い⑥腹痛、胃が重い、便秘や下痢、食欲低下、吐き気⑦耳鳴り、耳の聞こえ方がおかしい⑧目が痛い、しみる、目がかすむ⑨頭痛、頭が重い、めまい⑩どうき、息切れ、胸が苦しい、不整脈、血圧が高い・低い⑪筋肉・関節の痛み、腰痛、肩こりなど、⑫のどの腫れ・渇き、皮膚の炎症・かゆみ

(4)基地局から電磁波が発射されたこの四年以内を「最近」と位置づけ、最近症状が出始めたかどうかを聞き、それ以前の「従来」から症状があった人には「症状が悪化した」かあるいは「症状に変化なし」かを聞く。「頻度」は、「時々ある」か「良くある」に分ける。

（調査分析）　(1)居住者の基地局からの距離別の把握は「一〇〇ｍ以内」「一〇一〜二〇〇ｍ」「二〇一〜三〇〇ｍ」「三〇一〜四〇〇ｍ」「四〇一〜五〇〇ｍ」「五〇一ｍ以遠」とした。

(2)調査対象エリア内に複数(NTTドコモ、ソフトバンク、KDDI)基地局があるので、各基地局から半径三〇〇mの円を描き、そのすべての円内と円外における男女別の症状別体調不良の状況別の割合を円内と円外とで比較した。

(調査のまとめ)

健康影響の有無を検討する中で、はじめ「KDDI基地局からの距離別検討」で基地局周辺で「最近体調不良者」の割合が高いこと、「基地局からの距離区分別分布の検討」で、KDDI基地局から四〇〇m離れたNTTドコモ基地局との間に「最近体調不良者」の割合が高いことを確認し、悪影響の疑いを強めることができた。また、「KDDI基地局南東方向の距離別検討」の中で「最近体調不良者」の割合が高い「二〇一m〜三〇〇m」域が、「電磁波測定結果との照合」を行う中で、電磁波強度が最も高い地点(二五〇m地点)であることが一致した。

この前段の検討を経て、基地局から「三〇〇m以内」は基地局からの影響が比較的強く及ぶ範囲と仮定することができ、「三〇〇m以内」と「三〇一m以遠」の比較検討を試みる中で、「三〇〇m以内」の「最近体調不良者」の割合が一二症状の大部分で「三〇一m以遠」を上回る結果を見つけた。この基地局から三〇〇以内で体調不良者の発症や悪化の割合が高い調査結果は、電磁波が周辺住民の健康へ何らかの悪影響を及ぼしている可能性を示していると考える。

(結論)

今回の御領地区の健康調査は、この地域ではこの携帯電話基地局から放射される電磁波以外に症状変化を及ぼすものが見あたらない以上、基地局からの電磁波が周辺住民の健康へ何らかの悪影響を及ぼしている可能性を示唆している。今後、他地区でも同様の検討手法を用いた健康調査を行えば、基地局周辺での健康への悪影響が、より明確になると考える。

本来は、国や地方の行政が住民の健康を守るために基地局周辺での疫学調査を実施して影響の有無を明らかにすべきであるが、これを怠っている以上、住民自らが居住環境を守るため、同様な調査を全国に広げ、基地局周辺での健康影響の有無の実態を明らかにしていく必要がある。

◆基地局問題への取り組みノウハウ

日本の基地局電波（電磁波）の法的規制値は総務省（旧郵政省）の「電波防護指針値」で定められている。周波数によって異なるが、第三世代携帯電話のような周波数二・〇GHz（二ギガヘルツ＝一秒間に二〇億回の周波数）では「一mW／cm²」（一ミリワット・パー・平方センチメートル）である。世界的な比較でいうと、「一〇〇〇μW／cm²」（一〇〇〇マイクロワット・パー・平方センチメートル）である。「一mW／cm²」と「一〇〇〇μW／cm²」は同じ値で、表現を変えただけにすぎない。この一〇〇〇μW／cm²という値は、ＩＣＮＩＲＰ（国際非電離放射線防護委員会）のガイドライン値を根拠にしている。ＩＣＮＩＲＰのガイドライン値は、電磁波の生体影響である「熱作用」「刺激作用」「非熱作用」のうちの「熱作用」を基に作られている。前にも述べたが、熱作用とは細胞の温度を上げる作用である。主に高周波の作用だ。刺激作用は筋肉や神経に刺激を与える作用で、主に極低周波（ごくていしゅうは）の作用だ。この二つは急性作用（影響）でいわば科学的に立証されている。これに対し、非熱作用（non-thermal effect）とは、いわば「熱作用以外のすべての作用」といっていい。

非熱作用は熱作用以外でなんらかの生体に影響を与え得る力のことで、科学的にはまだ不確実な段階であるが、かといって否定されているわけではない。くだんのＩＣＮＩＲＰも非熱作用を否定しているわけではなく、「引き続き解明のための研究が求められている」という立場である。

よく携帯電話各社や下請けの業者は「携帯電話基地局の電磁波は国の基準を守っており安全です」と住民に説明するが、これはとんだくわせものだ。電磁波リスクは、まだ科学的には「シロでもクロでもない灰色」というのが正しい。リスクは立証されていない（クロと決まっていない）から「安全だ」という理屈はまちがっている。リスクが確定していない、つまり灰色だからこそ、そこに「予防原則」という概念も出てくるのだ。

リスクが否定されていない、ということはなにがしかのリスクを住民が背負い込むことに他ならない。ところが「国も基準値を下回っているから」だけの根拠で、基地局は野放図に建設される。理不尽な話である。筆者は一度、総務省の担当者と話をした時、「一体、現行の電波防護指針で数キロ以内に何本建設したら、〝基準違反〟になると思うのか」と尋ねたら、「そうですね、理論的には数千本建ってもＯＫでしょう」と答えた。おわかりであろう。現行の防護指針値は「規制値」でなく「建設促進値」なのだ。

1　あなたの近くに基地局が建つ、さあどうする？

基地局の話は突然舞い込んでくる。

「なんだか、こんど電柱程度のものを建てると業者があいさつに来た」「ここらへんは電波状況が悪いからアンテナが必要なんだとさ」「近所の奥さんが、電波塔が建つと言っていた」「不在地主の土地に勝手に二〇ｍの鉄塔を建てると一方的に言ってきた」「マンション管理組合が基地局建設に賛成したという回覧版が回ってきた」「いきなり工事が始まった。立て看板もなにもない。噂では電波鉄塔だというが」

これは誇張した話ではない。こんな風にあなたの家の周りで基地局計画は突然始まるのが普通だ。

①まず、はじめにしなければならないのは、基地局建設の話はきちんと手順を踏んでいるかを確かめること。

・あなたの周りで基地局を知っている人がいるかどうか聞いてください。

・特に基地局の一番近い家の人に聞いてください。

・自治会長や区長や管理組合理事長に建設の話はされているか聞いてください。

（携帯電話会社は、鉄塔型の場合、基地局の高さの一倍ないし二倍の範囲で説明をする、という内規をつくっています。つまり高さが四〇ｍならば基地局から半径四〇ｍないし半径八〇ｍの範囲の家に建設の説明をするということです。これが実行されているか確認してください。マンション屋上型の場合はかな

らず管理組合は知っています)

②次に、「基地局はなにが問題か」をとりあえず、知る努力をすること。

・インターネット、本、電磁波関係市民団体、電磁波問題に関心のある友人・知人、等々から情報を得るのです。

・電磁波関係市民団体のホームページには「基地局問題に取り組んだ実例」が紹介されています(私の所属している電磁波問題市民研究会の連絡先は巻末で紹介します)。

③ある程度のことがわかったら「基地局はなにが問題か」を知らせるチラシを作成し、周辺住民に配布すること(チラシの実例は後掲)。

・大きな字でわかりやすく書くことが大事です。イラストや字や新聞記事が入るとより見やすくなります。

・チラシには自分の情報に自信がある場合はいいですが、自信がないならば「電磁波は危険」と安易な表現はしないで、「電磁波の安全性は保障されていません」といった表現のほうが好感がもたれます。

・最近は地域のコミュニティ意識が低下していますから、一方で可能な限り広範囲にチラシをまくとともに、他方では可能なかぎり手渡しをして事情を説明することです。これはかなりしんどい作業ですが、効果は大きいです。

・チラシには必ず連絡先を入れてください(連絡先のないチラシは怪文書と思われます)。

④賛同者があなたを含めて二人以上に増えたら「基地局を考える会」とか「電波塔から子どもたちを

守る会」といった組織にすること（住民たちの信頼度が高まります）。

⑤携帯電話会社に「住民対象の説明会開催」を求めること。説明会開催までは工事に着手しないよう（工事がすでに開始されているならば工事を中断するよう）要求すること（こうした要求はできれば自治会長、区長、管理組合理事長を通じてお願いするといいです）。

・説明会は携帯電話会社に行わせるべきで、下請けの工事会社ではだめです。

・説明会の対象の住民は「影響のある範囲」とし、周辺で関心のある人ならば広範囲（たとえば半径一キロ以内とか）で対象にすべきです。携帯電話会社はなるべく狭い範囲にしようとしますが、「電波が届く範囲は影響ある」と主張すべきです。

・司会は住民側が行って下さい。そうでないと、型どおりの説明で「これで説明した」という携帯電話会社のアリバイづくりに利用されます。説明会趣旨は携帯電話会社のアリバイのためではなく、あくまで影響を受ける可能性のある住民への「納得のいく説明の場」なのですから。したがって説明が納得のいかないものならば、何回でも開催させるべきです。

⑥署名を集めること。

・基地局から半径一〇〇m以内とか二〇〇m以内で五割とかそれ以上の反対署名を集めればそれ自体が力になりますし、説得力も増えます。

・署名をとるため直接住民と会い基地局の問題点を説明することに意味があります。

・後掲するが、携帯電話会社や行政に要望書を出す時に「何名署名が集まっている」と書くのは効果的です。

⑦学習会の開催。

・外部から講師を呼んで「電磁波学習会」を開くのは最も効果的です。多くの住民は電磁波問題を知らないのが実情です。学習会には「反対派」はいうまでもありませんが、「電磁波無関心派」「携帯電話大好き派」「子どものいる若い母親」等を呼ぶとさらに効果的です。

・携帯電話会社の説明会の前に学習会を設けるのが効果的です。説明会で、いい加減な説明をする携帯電話会社に対し、学習会で得た知識を駆使して多く住民が発言し、建設中止に追い込んだ例は多くあります。

⑧携帯電話会社（社長）と行政（総務大臣、県知事、市町村首長）に要望書を提出すること。

・住民の反対の意志、不安な気持、を携帯電話会社や行政の責任者に要望書として出すことです（要望書のサンプルは後掲しますが、これはあくまで参考で自分たちの正直な気持で書くことが大事です。要望書に教科書はありません）。

・携帯電話会社への要望書はいわば「要求書」ですから、多少きつい文章でもかまいません。一方、行政に対しては「住民の不安を解消するのが行政の仕事」であるから、住民の納得のいくような事前説明会をするよう事業者を指導してほしい、といったように、まさに「要望書」としたほうがいいでしょう。

・要望書は「内容証明付き」を勧めます。一〇年以上前、総務省（当時は郵政省）と交渉したら、「基地局トラブルは一件もない」と、対応した課長補佐は言いました。「そんなことはない、いくつも住民から要望は出ているはずだ」と反論しましたが、ラチがあきません。つまり行政は「正式に残るもの」以外は「ないこと」にするのです。そこで全国の住民に「内容証明付きで出すよう」お願いしたら、翌年から「この年の基地局を巡る要望件数は〇〇件」と発表するようになりました。

・もし、基地局の高さの半径あるいはその二倍の半径の範囲で携帯電話会社が住民に説明をしていないのであれば、そのことを要望書に書くことです。「内規」を守らないことは企業のコンプライアンス（規則遵守）に違反します。コンプライアンスは「法令遵守」と狭くとらえがちですが、本来は企業の社会的責任を果たすための規定で、社会的規範や企業倫理（モラル）を守ることも含まれるのです。ひどい例としては、ありもしない「住民からの同意署名」がある、と嘘までついて自治体に報告した事例があります。

⑨マスコミ、ミニコミへの広報。

・基地局建設自体は、現行法では有効に止める手立てはありません。それを阻止する力は住民の意志であり、住民運動の力です。特に住民の意向を無視して建設を強行する携帯電話会社のやり方が多くの人たちに知れれば、携帯電話会社は表明的にはどうあれ動揺します。そのためには、マスコミや地域のミニコミに報道してもらうことがとても有効です。学習会の開催、行政に要望書を届ける、署名が何名集まった、等々を報道してもらうことです。記者に直接会って説明するのも大事です。

⑩議員や行政を味方につける。

・地方議員や可能ならば国会議員に味方になってもらえるならば、大きい力になります。

・学習会に行政職員を呼んで（お忍びでもいい）、その行政職員が行政トップを動かし、建設中止の

○○マンションにお住まいの皆様へ

はじめまして。私は当マンション在住、30代半ばの専業主婦です。
このたびマンションの総会にて au携帯電話基地局 の設置が決定しましたが、
皆様は、どのようにお考えでしょうか？

前総会で反対16世帯により否決されたにもかかわらず、(2月)
今回は、ほとんど委任状という納得のいかないかたちで可決されました。(4月)
(賛成11名、委任状68名)

私の場合、昨年行われた「賛成か反対か」のアンケートでは、「マンションにお金が入るなら、修繕積立金も安くなるし、ラッキー!!」と安易に考え、思いっきり賛成に○をつけて提出しました。その後、管理組合より「基地局設置の計画が具体化されたので、説明会を行います」との通知が届き、説明会に参加する前に少し自分で調べてみよーっと、ネットを見たり、本を読んだり、いろいろな知人に聞いてみたり……

そして、私が出した結論は、

「……うわぁ～!!私たちのマンションに基地局を建てたら大変な事になるっ!!」

その理由として、主に以下の事を、私なりに勉強して、まとめてみました。

- その① 電磁波による健康への影響（世界的に問題になっていて日本は遅れています）
- その② アンテナ倒壊の危険性（沖縄で実際に起こりました）
- その③ マンションの資産価値が下がる（ドイツでは基地局のあるマンションで起きています）
- その④ 周辺住民とのトラブル（アンテナから出る電磁波に周辺住民が怒るケース）
- その⑤ 精神的ストレスの増加（例えば最上階の人が風切り音で悩まされる）
- その⑥ マンションの美観を損なう
- その⑦ テレビなどへの電波障害

（※①～⑦の詳しい内容は後ページにまとめてみました）


KDDIさんから毎月15万円の収入があり、修繕積立金の足しになるので、とてもおいしい話のように思われます。しかし よく考えてみて下さい。100世帯で割ると、1世帯あたり1500円 たったランチ1回分で、ごまかされています。お金の問題ではありませんが、たったそれだけのお金の為に、私たちの健康や安全、資産、穏やかなマンション生活を失ってもいいのでしょうか？

管理会社の方は、基地局を建てたがります。それはなぜでしょう？約5億円もかかる修繕計画を遂行させ、利益を得たいからです。しかし、このまま管理会社のペースに流されてしまっては、より良いマンション作りは出来ないのではないでしょうか？

修繕計画は、あくまでも計画です。これから先、きちんと見直せば、ムダがきっとあります。

実際、専門家に見積りを依頼したら、1回の排水管更新工事だけで、2000万～3000万円安くなったマンションもあるそうです。そして管理費のムダもあるかも知れません。

自分たちで、管理会社や管理費の使い方、管理費の価格等の見直しをしていき、管理費が安くなった分を、修繕積立金にまわしていく方法もあるそうです。基地局の収入があったとしても、現状では値上げは変わりません。

まだ新しいマンションという事もあり、理事会の方々が、マンションのより良い将来を考えつつ、管理会社を頼りながら、手さぐりで管理組合を運営してくださっている事には大変感謝しています。

しかし、今後、私たちのマンションを現状のまま、安全で、きれいで、住みやすい空間として保っていくのは管理会社ではなく、あくまでも、アンビシャスヒル船橋に、今、住んでいる私たち自身なのです。

目先の 基地局による不安を抱えた収入 に頼るよりも、
より 安全 で 皆様が納得のいく方法 をこれから先
時間をかけてでも、皆で考えてみては、いかがでしょうか？

そして今一度、携帯基地局について、皆様ご自身で調べて、考えて みては、
いかがでしょうか？ 当マンションに設置しても 本当に大丈夫なのか どうか……

ちょっとびっくりした、私の知人の話を紹介します。（いろんな方に相談してみたのです!!）

☆某携帯会社本社勤務の方……「自分のマンションの敷地内には絶対建てたくないねぇ。だってやばいもん!!」これには驚きました!!

☆某オール電化マンション販売（営業課長さん）……「アメリカでは、IHヒーター等の電磁波で、オール電化マンションが問題になっているから、うちの会社も、将来どうなることやら……」

☆某新聞記者……「全国各地で基地局による健康被害が問題になっていて、何ヶ所か取材に行ったよ。みんな困ってるよ。それは反対した方がいいよ!!」

☆電磁波過敏症の方（20代女性）……初対面で、いきなり「もし携帯の電源が入っていたら、切っていただけますか？」と言われ、びっくりしました。テレビやパソコンを普通に使っていた彼女は、まるで花粉症のように突然症状が出て、調べてみたら、1年前から近くのマンションの屋上に携帯基地局が……。日々、症状がひどくなっているそうです。

次号は
その① 電磁波による健康への影響についての詳しい内容をお届けします。

住民チラシ例1 「○○マンションにお住まいの皆様へ」

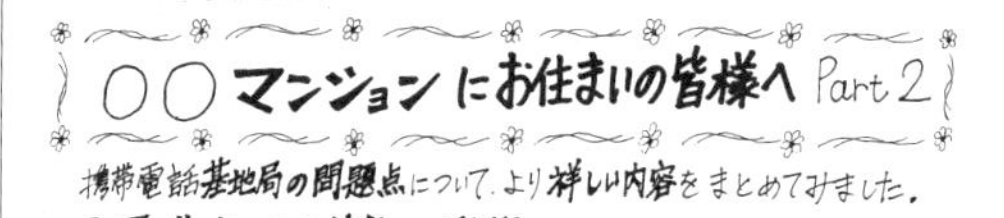

○○マンションにお住まいの皆様へ Part 2

携帯電話基地局の問題点について、より詳しい内容をまとめてみました。

その① 電磁波による健康への影響

電磁波は、携帯電話、電子レンジ、パソコンなどから出ていることは、皆さんご存知の通りです。しかし、この被曝は、断次的で、使っている時間だけの被曝です。それに比べて屋上が基地局ということは、24時間、365日、被曝し続けるのです。(屋上アンテナから出た電磁波は、周りの建物にあたり、乱反射して戻ってくるためです。)そして、特に、睡眠時間中のホルモン分泌低下による成長・免疫低下、白血病、小児ガンの誘発が指摘されています。従って、小さなお子様や、お年寄、専業主婦等は、在宅時間が長いため、被曝量もそれだけ多くなります。

電磁波過敏症

- アトピー、花粉症、アレルギーで困っている人は要注意
- 不眠、頭痛、めまい、吐き気、熱感、疲労感、倦怠感などがあるそうです。
- 症状がひどい方だと、呼吸困難、目鼻のど耳の粘膜の炎症、方向感覚の喪失、筋肉痛・関節痛・胸部腹部への圧迫感や痛み、うつ病（参考：大久保貞利氏著（緑風出版）「誰でもわかる電磁波問題」）

KDDIさんは……

「基地局の電磁波は、日本で定められている基準値以下だから、問題ない」と言っていますが、そもそも、日本の基準値が、イタリアやスイスの約100倍～250倍!!
まして、オーストリア、ザルツブルグ市の**1万倍**なんです!!
これを説明会の時、KDDIさんに質問したら、「日本と海外では、単位が違うから、比べようがない」と、まるめ込まれてしまいました。然……でも、ちゃんと調べたら、単位を同じにした国際比較の事実だったんです!!

甘すぎる日本の携帯電波規制値

中継基地局からの高周波規制値（国際比較）

国名等	規制値	備考
日本	1000μW/cm2	1.5GHｚの場合
イタリア	10μW/cm2	
中国	6.6μW/cm2	（安全区）
スイス	4μW/cm2	連邦政府が2000年2月より
ロシア	10μW/cm2	
ブリュッセル市	2.4μW/cm2	ベルギー
パリ市	1.06μW/cm2	フランス（電力密度換算）
ザルツブルグ市	0.1μW/cm2	オーストリア

出典：大久保貞利氏著「誰でもわかる電磁波問題」など参照

2017年には2人に1人が電磁波過敏症！

2006年に医学雑誌「電磁生態学と薬学」に、2017年には世界人口の50%が電磁波過敏症(EHS)になっているとの驚くべき内容が報告されました。報告者は、スウエーデンのハールベルグ独立研究所のハールベルグ氏(Orjan Hallberg)とオーストリア・ザルツブルク公衆衛生局のオバーフェルド博士(GerdOberfeld)で、欧米7ヶ国の調査を基に算出した予測値です。

それぞれの国、年度における電磁波過敏症の推定発症率

調査年	発症率%	国名と報告年度	参考
1985	0.06	スウェーデン1991	National Encyclopedia Sw., 1991
1994	0.63	スウェーデン1995	Anonymous est. 1994
1995	1.50	オーストリア1995	Leitgeb N. et al. 1995, 2005
1996	1.50	スウェーデン1998	SNBHW, Env. report 1998
1997	2.00	オーストリア1998	Leitgeb N. et al. 1995, 2005
1997	1.50	スウェーデン1999	Hillert L. et al. 1998, 2005
1998	3.20	カリフォルニア2002	Levallois P., 2002
1999	3.10	スウェーデン2001	SNBHW, Env. report, 1998
2000	3.20	スウェーデン2003	Sw Labour Union Sif. 2003
2001	6.00	ドイツ 2002	Schroeder E., 2002
2002	13.3	オーストリア2003	Spiβ B., 2003
2003	8.00	ドイツ 2003	Infas, 2003
2003	9.00	スウェーデン2004	Elöverkänsligas Riksförbund, 2005
2003	5.00	スイス 2005	Bern, Medicine Social, 2005
2003	5.00	アイルランド2005	This is London, 2005
2004	11	英国 2004	Fox E., 2004
2004	9.00	ドイツ 2005	Infas, 2004
2017	50	（推定50%）	

基地局建設をめぐり、アメリカでは住民の反対により約85%が立ち往生していると本に書いてあります。しかし日本では、たったの10%!! 日本人が、いかに電磁波に対しての意識が低いことと、業者側の強引さも指摘されています。でも新聞記事を調べたら、日本国内でも、200件以上基地局反対の取り組みがあるのです。

現在の日本社会では、被害が出てから、被害者自身が因果関係を証明しなければ、泣き寝入りするしかありません。携帯基地局から発せられる電磁波が人体に及ぼす影響が無いと証明出来ない限り、そのリスクは、住民が背負うことになります。
公害問題というのは、結局、何十年と、被害者の人生の大半が過ぎた頃、やっと原因が究明されたりします。**アスベスト**問題や、**薬害エイズ**、**薬害C型肝炎**、**喫煙**問題も同じです。
電磁波は、歴史も浅いし、携帯基地局みたいに、24時間、365日、休み無く電波を発信し続ける機械は、ここ数年で、急速に普及してきたものだから、どんな影響があるか**とても心配**です。

KDDIさんからの資料は、自分たちが都合の良い内容ばかりです!!

基地局直近は「灯台下暗し」で、電磁波は、あまり届かないという内容の資料がありますが、違います!!
アンテナから発射されたマイクロ波は、周辺の建造物に当たり反射して、はねかえってくるそうです。

「基地局から１０ｍ以内の住民は」、吐き気・食欲不振・視覚障害を訴える。
「基地局から１００ｍ以内の住民は」、癇癪・うつ症状・性欲減退を訴える。
「基地局から２００ｍ以内の住民は」、頭痛・睡眠障害・不快感を訴える。
「基地局から３００ｍ以内の住民は」、疲労感を訴える。
（２００３年４月　フランス国立応用科学研究所　発表）（参考：大久保貞利氏著「電磁波過敏症」）

日本は遅れている

そもそも、日本の規制値「電波防護指針」は、1980年代の古い研究に基づいて設定されたもので、現在の国際レベルの研究スタンダードを大幅にずれていることは、業者はもちろん、多くの関係者の知るところです。1995年以後、携帯電話電磁波のリスクを指摘する研究は、多数報告されるようになりました。

マンション屋上への携帯電話無線基地設置の危険性

電磁波が人体に悪影響を与える危険性（がん、白血病、脳腫瘍等）
アンテナ
数万ワットの無線装置
低周波
無線装置の低周波
アンテナのマイクロ波
マンション周辺住民への影響
電源ケーブルの低周波
マイクロ波
アンテナのマイクロ波
マンション内は無線鉄塔に住民が住んでいるのと同じ
数万ワットの電源ケーブル

アンテナから放射する50ワット～数百ワットのマイクロ波
数万ワットの電力を消費する無線装置から放射する低周波
→ 数年～数十年被曝し続けた時の影響は？

「ケータイは安全か」ガウスアクション（電磁波研の前身）集会資料より

ホッキング論文によるとリンパ性白血病2.74倍（死亡率）

テレビ・FMラジオ塔の場合　1996年　オーストラリア

がんの種類	死亡者 相対危険度（RR）		ケース数（人）	(増加率)
脳しゅよう	0.73	(0.26－2.10)	(30)	
全白血病	2.32	(1.35－4.01)	(59)	
リンパ性白血病	2.74	(1.42－5.27)	(39)	
骨髄性白血病	1.77	(0.47－6.69)	(11)	
他の白血病	1.45	(0.30－6.99)	(9)	

14歳以下の小児ガンが対象
高周波強度（電力密度）が0.02μW/cm²よりも弱い範囲の12km以遠に住んでいる子供の死亡率を1.0と仮定して、タワー近く4km以内（電力密度では、8.0～0.2μW/cm²の間、ただし計算値）のがん増加率

長野県中信地区の町 住民アンケート結果（2007年11月）
2007年3月にドコモの第3世代型（FOMA）の携帯基地局が建設されました。

質問　２００７年４月以降、時々、又はしばしば現れるようになった症状に丸印をしてください。（家族一人ずつ回答してください。）
回答（複数回答あり）集計人数154名（男71名 女77名 不明6名）

症状	人数	症状	人数
疲労	１４	下痢、便秘	5
視力の低下	１８	思考力の低下	5
聴力の低下	１１	集中力の低下	5
不眠	4	記憶力の低下	１１
頭痛	３３	手のふるえ	2
のどの痛み	１２	抜け毛	8
首、脇のリンパの腫れ	1	アトピー	4
生理痛	2	じんましん	2
筋肉痛	1	吹き出もの	2
関節痛	１１	皮膚のかゆみ	１６
めまい	5	頭、手足のしびれ	6
動悸	1	つめがわれやすい	7
吐き気	5	[illegible]	1
鼻血	１２	車酔いのような不快感	0
食欲減退	0	頭が締め付けられる感じ	2
いらいらする	7	持病の悪化	2
頻尿	4	特になし	６９
流産	0		

住民チラシ例２　「○○マンションにお住まいの皆様へ」

うそ？　ほんとう？

『頑丈な建設をするから自然災害は心配ない』

１００％の保証はどこにもない！

※　「南海地震が近い将来必ずおきる」と言われている時、『阪神大震災でも倒れなかったから、絶対倒れない』といいますが、それ以上の地震がこないと誰が保証できるでしょうか？

※　台風銀座の土佐において、激しい暴風・豪雨により『倒壊』・『地滑り』・『水害』がおきない保証はどこにもありません。

※　こわいものの二番目にランクされる『落雷』。いくら避雷針をつけたとしても、高い所を追いかける雷は、回りに走ると言われています。鉄塔の近くの家に飛来し家電製品が駄目になった例は数知れずあるではありませんか。

※　万一起きれば、「建設との因果関係はない」と逃げるつもりでしょうか？

『電磁波は極微だから、安心できる』

電磁波は、たばこやアルコールの影響に似ているようです。何十年飲み続けた人でも８０～９０才まで健康な人もいれば、肝硬変や肺ガンになる人もいる。あなたは大丈夫？

電磁波の体におこす症状は、こんなにある。

☆　**電磁波過敏症**（米・ウイリアム・レイ博士説）
目が見えにくくなる・目が痛い・目がうずく。皮膚が乾燥する・赤くなる。
歯や顎が痛くなる。頭痛。記憶喪失など。異常な疲れ・めまい・はきけなど。
関節痛・肩こり・呼吸困難・しびれ・まひなど。うつ病など。

☆　**免疫力の低下**（米・ダニエル・ライル博士説）
「低周波電磁波に曝されると、人体の持っている免疫力が低下し、感染症やガンにかかりやすくなる」と発表。世界中が仰天した。

☆　**父親の被爆が子どもに影響する。**（1985・スピッツ報告）
妊娠初期に電磁波を受けた母親から生まれた子どもに白血病・尿道異常の子が多い。
♠「父親が長く電磁波にさらされると、生まれる子どもに異常が発生する。子どもの脳腫瘍の発生率は１１．７倍。　軍のレーダー操作員の父親の子どもに、異常に高い（１０倍の）ダウン症の発生が見られる。

☆　**不妊症（男女）の恐れがある。**
常時、腰のポケットに携帯を入れていると、子宮・睾丸が電磁波をうけて、不妊になる恐れがある。

などなど。　　　（ほんの一部を抜粋）

発行　『電磁波から佐古の子どもや住民を守る会』

高知県野市町の住民ビラ

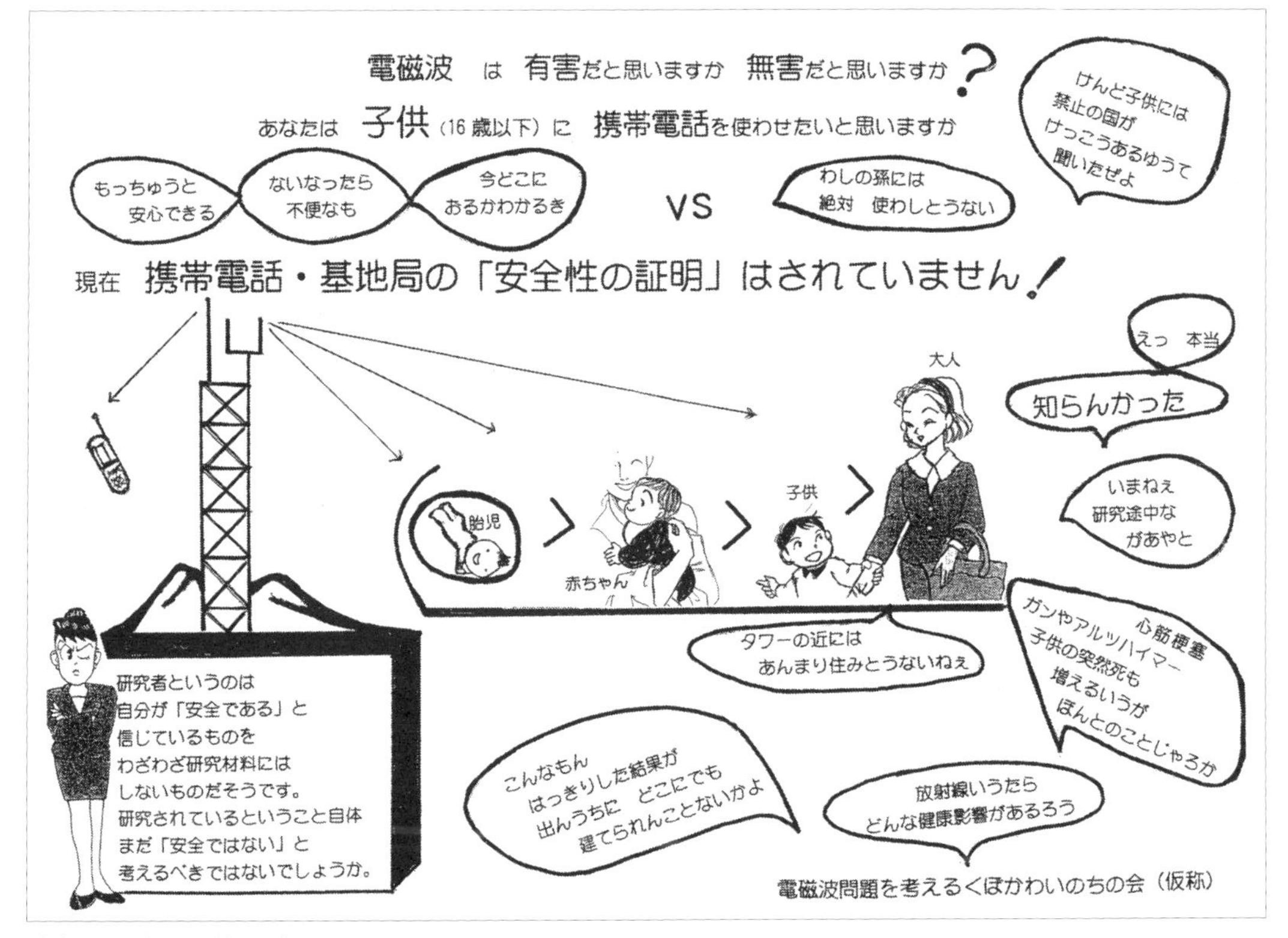

高知県野市町の住民ビラ

決め手になった例もあります。
・地方議会に「請願書」や「陳情書」を出すのも効果があります。とくに「請願書」は有力です。
⑪要は、住民にとってプラスで、相手にとってマイナスになることならば、創意と工夫をこらしてなんでも挑戦することが肝心です。

携帯電話会社への「要望書」例

〇〇〇〇年〇月〇〇日

（株）〇〇携帯電話会社社長様

〇〇地区携帯電話基地局を考える会
代表　日本　太郎
（住所　　　）

中継基地局建設の中止を求める要求書

私たちは、貴社が〇〇地区に建設を予定している「〇〇地区基地局」の周辺に暮らしている住民です。このたびの基地局計画は、すでに貴社と地権者との間で賃借契約が結ばれていると聞いていますが、周辺住民の多くにとっては「寝耳に水」のように突然出てきた話です。

貴社は「基地局から出る電磁波は国の基準内だから安全だ」と主張されていますが、それなら、なぜ事前に周辺住民に「計画の全容」を説明する説明会を開かなかったのでしょうか。こうした地域で暮らす住民に対する当たり前の礼儀である民主的なルールを踏まなかったことに、私たちは大きな怒りを感じています。

次に、貴社は「国の基準値（総務省の電波防護指針値）を下回っている」と言いますが、国の基準値は電磁波の熱作用を基にした基準値でしかありません。国が基準値を作る上で参考にしたICNIRP（国際非電離放射線防護委員会）は「現在科学的に立証されているのは熱作用であり、その他の作用についてはまだわからず引き続き研究が必要」という考えです。つまり生体への慢性影響である非熱作用は科学的にまだ立証されていません。しかし、さりとて否定もされていないのです。私たちが心配しているのは、今後長期間経った時、どのような健康影響が出るかわからないことなのです。「リスクがわからない、つまり灰色な段階」だということは「安全性の立証」にはなりません。貴社が疫学研究など、住民が納得する安全証拠を出すのが筋ではないでしょうか。私たちの健康不安は「国の基準値以下」だけの説明では解消されません。

「景観の問題」もあります。安全かどうかわからない基地局がニョキっと建つ周辺で毎日暮らす身にもなってください。電磁波問題が今後広く国民に知られるようになれば、地価や資産価値が下がるかもしれません。すでに欧州ではそういう事態が起こっていると聞いています。

地域には電磁波過敏症で苦しんでいる人や心臓ペースメーカーを装着している人がいます。その人たちにとっては基地局問題は深刻です。こうした社会的弱者に十分な事前説明をしたのでしょうか。

一番心配なのは、子どもたちや乳幼児や胎児たちへの影響です。電磁波はそうした細胞分裂が活発な世代により影響が強いと聞きます。次世代を担う子どもたちが安心して暮らせることはなによりも大事です。

以上のことから、私たちはいったん基地局計画を白紙に戻し、その上で計画するならば事前に住民たちに納得のいく資料を提示すべきと考えます。こうした手順を一切踏まない今回の基地局建設には反対します。

行政への「要望書」例

〇〇〇〇年〇月〇〇日

〇〇〇〇市長様

（〇〇県知事様）

（総務大臣様）

〇〇地区携帯電話基地局を考える会

代表　日本　太郎

（住所　　）

○○地区に建設予定の携帯電話基地局に関する要望書

日頃、行政に励まれていることに敬意を表します。

私たちは、○○県○○市○○地域の住民です。このたび、私たちの地域に○○携帯電話会社が、突然高さ○○メートルの携帯電話中継基地局を建設すると聞き、私たち住民は驚き、戸惑い、怒っています。

私たちは携帯電話基地局がどんなものか、電磁波がどんなものか、まったくわからない、ごく普通の住民でした。しかし、今回私たちは行政に要望書を出そうと思ったのは次の理由からです。

1　今回の基地局建設計画は、事前に周辺住民の多くに何も知らせず、地権者（地主）とだけ結んだ契約を盾に携帯電話会社は建設を強行しようとしています。私たちが怒っているのは、こうした住民無視の横暴な携帯電話会社のやり方に対してです。携帯電話会社は「国の電波防護指針の範囲内の計画」だから周辺住民の同意などいらない、と言います。

そうでしょうか。事業活動にも一定のルールがあるはずです。ましてや「企業の社会的責任（CSR）」とか「コンプライアンス」が重要視されている時代です。周辺住民との協調性を無視していいはずがありません。地域の多くの人はこうした横暴なやり方に怒っています。

2　私たちが心配しているのは「基地局から出る電磁波を長期間浴び続けた場合の健康障害」です。国の基準である電波防護指針はICNIRP（国際非電離放射線防護委員会）のガイドラインを基にしています。そのICNIRPのガイドライン値は電磁波の熱作用を根拠にしています。しかし、現在国際的に問題になっているのは熱作用の一万分の一以下で生体に影響を与えると言われている「非熱作用」の有無です。ICNIRPは「科学的に立証されているのは熱作用だが、慢性影響（これに非熱作用は入る）は今後も研究が必要」という考えで非熱作用を否定しているわけではありません。現行の電波防護指針値が「絶対的な安全値」でないことは明らかです。だからこそ「リスクコミュニケーション」としての住民の声を聞くことが大事なのです。ところが携帯電話会社にはこうした謙虚さがありません。

新聞報道によると全国で基地局を巡る住民とのトラブルは二〇〇カ所以上あるそうです。こうした横暴なやり方にトラブルの原因があると私たちは思っています。住民たちの安穏な生活を守るのが行政の使命だと思います。ぜひ、携帯電話会社に対し「住民たちと十分話し合って事を進めるように」「強引な建設は止めるように」指導するよう要望します。

2　基地局はここが問題だ

では、携帯電話中継基地局はどこが問題なのか。

1　健康問題――微弱だが、二四時間マイクロ波を浴び続けることが問題

基地局の問題点の第一は、なんと言っても電磁波による健康問題である。前に述べたEUの世論調査（三三頁参照）でも明らかなようにヨーロッパの人々は携帯電話本体よりも基地局のほうにより不安を感じている。発する電磁波量としては、はるかに携帯電話のほうが強いが、携帯電話は所詮「使っている時間」にすぎない。これと違って、基地局アンテナからの電磁波（マイクロ波）は「二四時間」「三六五日」間断なく周辺住民に曝露する。

別章で説明する電磁波過敏症の人にとっては基地局の電磁波は「急性影響」として作用する。一方、多くの住民にとって問題なのは「電磁波の慢性影響」である。すなわち電磁波の非熱作用の問題である。

総務省の電波防護指針は熱作用を基に策定されている。二ギガヘルツ（一秒間の二〇億回の周波数）の第三世代基地局（画像対応）で「一〇〇〇μW／cm²」（電力密度）が指針値だ。「国の基準値よりはるかに基地局電磁波は微弱だ」というのが携帯電話会社の錦の御旗である。この総務省の電波防護指針値は、ICNIRP（国際非電離放射線防護委員会）のガイドライン値を参考にしている。ICNIRPは、このガイドライン値は電磁波の熱作用を根拠にしていると説明している。熱作用が科学的に批判に耐える（証拠がある）ことを根拠にしている。熱作用は急性影響なので証拠が証明しやすい。だが一方でICNIRPは熱作用以外の慢性影響の存在も否定していない。あくまで慢性影響はまだ科学的に解明されていない段階なので今後も研究する必要があるとしているのだ。つまり熱作用を起こさなければ「安全」といった傲慢な立場ではない。だからこそ、欧州でもベルギーやギリシアやポーランドなど九カ国（二〇一〇年八月段階）ではICNIRPのガイドライン値の一三～一四分の一という厳しい値を採用しているのであ

る（電界強度でＩＣＮＩＲＰが「四一・二五Ｖ／ｍ」なのに対し、ベルギーなど九カ国は「三Ｖ／ｍ」）。オーストリアのザルツブルグ市に至っては電力密度でＩＣＮＩＲＰの一万分の一規制を採用しており、現在それよりさらに二ケタ低い基準値も模索している（ザルツブルグ市の基準値は〇・一μＷ／㎠。この値を電界強度に換算すると「〇・六Ｖ／ｍ」となる）。

基準値とはその段階における「我慢値」にすぎない。なにか事故があるとか、新しい証拠が確定すれば下がる値なのである。例を挙げれば、建築基準法の値がある。阪神淡路大震災において、建築基準法に基づいて設計された高速道路や新幹線の橋梁が無残に破壊された。そのため、国土交通省はそれ以後、建築基準法の値をより厳しい値に変更した。つまりそれまでの基準値が「安全値」ではないことを国土交通省は認めたのである。

人工電磁波という新しい技術に際して、携帯電話会社はもっと謙虚に対処すべきである。フランス国立応用科学研究所の「基地局から三〇〇ｍ以内」で様々な健康障害が起こっているという研究結果もある。とにかく「国の基準を守っている」だけでは住民の不信感は増大するばかりだ。

2　景観問題――いきなりニョキっと基地局が建って気持がいいはずがない

あなたの家のすぐそばに高さ四〇メートルの基地局鉄塔が建つと聞いて、「ああ、そうですか」と泰然としていられるだろうか。日本人は景観問題を欧米人ほど重要視しないきらいがあるが、やはり景観問題は大事である。電磁波問題を知らないうちはいいかもしれないが、一度でも気になれば基地局が近く見えるだけで憂鬱な気持になるであろう。新潟であった事例だが、地域で一番夕日がきれいに見える地点に基地局を建設する話が持ち上がった。住民たちが「それだけでも基地局はいやだ」と思う気持を軽視してはならない。「どこに基地局を建てようが事業者の勝手だ。法律には違反していない」と居直る感覚は時代遅れである。景観は地域住民みんなのものだ。

3　資産価値下落問題——将来的に周辺の地価、資産価値が下がるおそれ

景観問題ともこれは関連するのだが、いまのところ日本では電磁波問題はトップレベルの話題ではない。しかし、やがて多くの日本人が電磁波問題に関心を持つようになれば、「電磁波をまきちらす基地局のそばに住みたくない」という感情が当然生まれる。そうなると地価やマンションの資産価値は下落する。実際にドイツでは基地局のあるマンション（アパート）では固定資産税が下がるし、店子（借り手）が大家（オーナー）に「基地局があるから家賃を下げろ」と交渉する事例が起こっている。マンションの場合、そこに基地局賃貸料が発生するが、一番ひどいのはその周辺の人たちだ。「カネが落ちずに、電磁波だけ落ちる」といった事態が起こる。まだ日本ではないが、基地局賃貸料目当てのマンション管理組合（あるいはオーナー）に対する周辺住民による訴訟などが提起されることは十分予想される。

4　アンテナ倒壊の危険性——すでに倒壊事故は起こっている

アンテナは倒壊する恐れがある、と筆者は以前から警告してきた。ところが実際にそういう事態が起こった。二〇〇四年九月六日、沖縄や徳之島を「大型で非常に強い台風一八号」が襲った。中心気圧九四〇ヘクトパスカル、中心付近の最大風速四〇メートルだったが、沖縄県南風原町でビルの屋上に建っ

ていたアンテナ塔が無残にも地上まで崩れ落ちた。落ちた場面の写真が新聞で掲載（次頁掲載）されたし、琉球朝日放送の報道番組『ステーションQ』でも生々しい倒壊映像が流された。

佐賀県佐世保市では二〇〇六年に、集中豪雨による地盤崩壊で鉄塔型基地局が大きく傾いた。携帯電話会社はその傾いた基地局を早々に撤去した。

こうした〝不祥事〟以降、それまで携帯電話会社は基地局建設住民説明会で「基地局は絶対に倒れません」と豪語していたが、さすがにそういう説明は控えるようになった。

たかが台風や集中豪雨でこの有様だ。もし直下型大地震が襲ったらどういう事態が起こるのであろうか。

5　落雷——アンテナが雷を呼び込む

鉄塔型にしても、屋上設置型にしても、細長い金属性のアンテナが落雷を呼び込むことは容易に想像できるだろう。避雷針と同じ原理で、その周辺の人間には雷は落ちにくい。しかし、雷が落ちやすくなることで、周辺の電気製品に被害が出る。こういうトラブルはいくつも聞く。それでいて、家電被害の補償については携帯電話会社は知らんぷりをする。テレビへの電波障害も起こしやすい。

6　極低周波問題——電源装置からは極低周波が出る

基地局というと高周波（マイクロ波）を出すアンテナ部分にだけ目が向きやすいが、基地局は、アンテナの他に増幅装置（送受信信号を増幅させる装置）、給電ケーブル（アンテナと増幅装置をつなぐケーブル）、変復調装置（受信した電波からデジタル化した音声や画像を取り出したり、その逆に送信したりする時、あるい

基地局倒壊（沖縄）

読売新聞　2004年９月６日

明朝、九州北部接近か

台風18号

大型で非常に強い台風18号は六日正午現在、徳之島の北西約二百十キロを時速十五キロで北へ進んでいる。

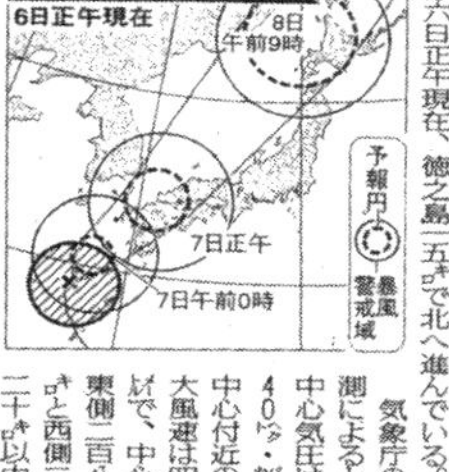

気象庁の観測によると、中心気圧は940ヘクトパスカル、中心付近の最大風速は四十メートルで、中心の東側二百八十キロと西側二百二十キロ以内では風速二十五メートル以上の暴風が吹いている。

台風は非常に強い勢力を維持したままゆっくり進み、北東に進路を変えて七日朝には九州北部に接近する恐れがあり、同庁は暴風や高波、高潮に警戒するよう呼びかけている。台風の影響で、日本航空と全日空で沖縄・鹿児島の発着便計六十四便が欠航した。

台風18号の暴風で、ビル屋上から倒れ落ちたアンテナ塔（午前10時50分、沖縄県南風原町で）

アンテナ倒壊を報じる『読売新聞』の記事2004年９月６日付

は一つの電波に複数の電話回線信号を乗せて搬送する際の変復調装置）、制御装置（無線回線の割り当て等の制御を行う装置）、電源装置（基地局は同時に多数の携帯電話と交信するため、消費電力もそれに見合って相当使う。そのための電源装置）等から構成されている。基地局には必ず、鉄製の箱型の倉庫のような設備が設置されている。

こうした装置から極低周波電磁波が出る。極低周波電磁波は「距離の二乗に反比例する（二倍離れると電磁波量は四分の一に減衰する）」ので距離を置くと急激に少なくなるが、コンクリートも貫通するため防御がしにくい。

電源装置等がマンション屋上に設置されている場合は最上階が影響を受ける。最近は改良を重ね、小型化してきているが、それでも相当な重量である。日本は地震国なので、マンションの屋上にはあまり重いものは載せるべきではない。しかし往々にして、既設マンションの屋上に基地局は建てられるので不安である。

これは実際あった例だが、電源装置全体で数トンあると聞いて不安に感じた住民が携帯電話会社にその旨を伝えた。そうしたら、携帯電話会社は一級建築士の「安全証明書」を持ってきた。「現行建築基準法上問題ない」とそれにはある。しかしその人がさらに調べたら、その一級建築士の所属している建築会社が携帯電話会社の系列の会社であった。そこでこんどはそのマンションを設計した一級建築士をみつけ「基地局を屋上に載せて大丈夫か」と聞いたところ、その一級建築士は「たしかに現行建築基準法には抵触しないが、私は給水塔しか屋上に置かない設計で作った。私としては自分の作品にあとからそうした余計な設備を置くことを望ましいと思わない」と答えた。結局この発言が決め手となり、その基地局計画は中止になった。

最近では、電源装置等を屋上でなく、地上に置く基地局も出てきた。しかしそこが自転車置き場や子どもの遊び場の隣だったりする。またマンションの空き室を携帯電話会社が借り受け、そこに電源装置等を設置するケースも出ている。外からは見えないので気づかなかったが、どうも最近体調が悪いと感じた隣室の住民が調べてわかった。くれぐれもご注意を。

7　リスクコミュニケーションの欠如――周辺住民への事前説明がない

基地局問題のトラブル化の最大の理由は、「建設計画について事前の住民への説明がない」ことである。総務省の電波防護指針の不備がトラブル発生に輪をかけている。電波防護指針値自体が甘いことはすでに述べたが、「単に技術的な数値以下ならばそれで建設はＯＫ」としている点が不備なのである。携帯電話会社が「電波防護指針値をクリアしているので、基地局建設はまったく問題がない。あとは地主がＯＫするかどうかだ」という態度をとっているのも、電波防護指針のこうした不備が原因になっている。電磁波の健康影響は現在灰色段階であり、安全性が保障されているわけではない。したがって、将来的にリスクを負うのは基地局周辺住民である。それなのに、基地局建設の計画が事前に説明されず、地主（地権者）とだけこっそり契約すればいい、というやり方では、住民たちが反発するのも当然であろう。

二〇〇七年六月に公表されたＷＨＯ（世界保健機関）の極低周波における「環境保健基準」（ＥＨＣ）は、リスクコミュニケーションの重要性を勧告している。リスクコミュニケーションとは「電磁波の健康影響はまだ灰色段階である。したがって、電磁波発生設備建設の計画段階で住民を含む利害関係者との情報の共有や話し合いが大事」ということである。リスクを共有し、よりよい解決に向かって協議しよう、というものだ。この環境保健基準は極低周波分野の基準（クライテリア）だが、この考えは基地局建設にも必要である。

携帯電話会社は「基地局から出る電磁波は安全である」と主張する。それならば、建設する前に携帯電話会社のいう「安全説」を周辺住民に説明するのが道理というものだ。

3　すでに建っている基地局の場合～兵庫県川西市

すでに建っている基地局を撤去するのは、これから建設前で計画を知り反対していくよりずっと厄介である。すでに建っているとあきらめの気持が強まるからだ。この原稿を執筆している二〇一〇年一〇月段階で、電磁波問題市民研究会となんらかの連絡がとれて中止に追い込んだ基地局は全国で一二〇基地以上になる。そのうち約九割は建設前の段階で反対運動が始まり勝利している。このことを携帯電話会社はよく知っているからこそ、なるべく周辺住民に知らせずに既成事実として基地局を建てようとするのである。とにかく、「すでに建っている基地局」への取り組みにはエネルギーがいる。「3　医師一家全員が健康被害に遭う（沖縄）」（二八頁）で紹介した例は「すでに建っている基地局」を撤去させたケースであるが、ここでは兵庫県川西市の例を詳しく紹介する。（筆者は沖縄のケースを事後に知った）。

のどかな一戸建て団地を襲った一本の基地局

兵庫県川西市清和台西地区は閑静な一戸建て団地の地区である。この地区にNTTドコモが高さ二〇メートルの携帯電話基地局を建設したのは二〇〇五年五月である。基地局の稼働はその年の一二月であった。稼働後すぐに周辺住民から「耳鳴りがする」「頭痛がする」「眠れない」「右側の耳に異物感がある」「疲れやストレスを感じる」「気分が悪くなった」等々の健康被害を訴える人が何人も出てきた。

そこで住民たちは、署名活動、住民アンケート、地主（阪急バス）への陳情、市議会への請願活動、学習会等、様々な取り組みを精力的に展開した。二〇〇六年五月一三日に開かれた電磁波学習会には雨中にもかかわらず一一〇名の住民が参加した。

二〇〇七年五月に、住民たちは大阪簡易裁判所に「基地局稼働停止と健康被害慰謝料」を求めて、N

TTドコモと阪急バスを相手取り、調停（公害調停）を申し立てた。基地局が建設されている土地は阪急バスの所有地なので地主である阪急バスも調停対象にした。基地局は清和台西一丁目の阪急バスターミナル内の土地約五四平方メートルをNTTドコモが借り受け建設したのである。この調停申し立て行動を、毎日放送テレビの報道番組『VOICE』（二〇〇七年五月三〇日放映）が取り上げ放送した。

二〇〇七年六月には、住民たちが川西市議会に提出した「携帯電話基地局からの電磁波被害をなくすための請願」を市議会は全会一致で採択した。住民が議会に提出する訴えには「陳情」と「請願」の二種類があるが、「請願」のほうがはるかに重みがある。さらに市議会は「携帯電話基地局による電磁波に関する意見書」も全会一致で可決し、ただちに総務大臣等関係先に送付された。「意見書」は、地方議会が主体となって国や国会に向け出すもので、「請願」よりさらに重みがある。しかも「意見書」の中身は「電磁波による健康被害に対して、第三者機関による全国的な疫学調査を実施させるよう要望する」という具体的なものだった。

ついに阪急バス（地主）が白旗あげる

こうした住民たちの精力的な行動が実を結び、二〇〇七年六月、阪急バスはNTTドコモに対し「住民の意向を踏まえ、基地局を早急に撤去してほしい」旨の通知を出した。そして二〇〇七年一二月一七日、大阪簡裁の非公開調停の場で、NTTドコモ（正式にはNTTドコモ関西）は「二〇〇八年四月中に基地局稼働を停止し、同年六月中に基地局を撤去する」ことを表明した。

携帯電話会社は、基地局建設に関する規制が法制度上ないことをいいことに、地主の了解さえ得られれば周辺住民の意向は無視し強引に基地局を建設する。一度建設されると全国の多くの住民は「あきらめ」てしまうケースが多い中、川西市清和台西の住民たちは基地局建設後約三年経ってもあきらめず、粘り強く取り組み、撤去を勝ち取った。

ＮＴＴドコモは公害調停の場で「基地局の発する電磁波は微弱で、健康には悪影響を及ぼさない」というお決まりの「反論」を展開した。しかし、地域世論を味方につけた住民たちの取り組みで地主の阪急バスが打撃を受け、撤去となった。ＮＴＴドコモ関西の広報担当者は「住民の主張に根拠はないが、地権者からの申し入れなので撤去に応じざるを得なかった」と正直に話している。このことは大きな意味を持っている。住民たちは「撤去合意」したことで、公害調停自体は取り下げている。

よく、一度地主が携帯電話会社と基地局のための土地契約にサインし、その後に気が変わって契約更新前に「解約」を申し出ると、携帯電話会社から違約金を支払わなければならない、という噂が必ずといっていいほど出てくる。これが撤去運動のネックになっている。しかし、川西市の例はそうした噂に根拠がないことを示している。住民が公害調停を取り下げた以上、形式的には地権者が「撤去＝解約」を申し出てもドコモは「契約条項」を盾に突っぱねてもいいのだ。しかし、筆者が知る限りそういうケースはない。（携帯電話会社は「中途解約するならば違約金を請求する」という脅しはしてくるが、実際に訴訟まで発展したケースはないという意味）。なぜならば、契約時に携帯電話会社は地権者に「電磁波にリスクがある（たとえ灰色であっても）」ことを説明していない。もし、契約条項違反で地権者を訴えた場合は大きな社会問題になるであろうし、万一、携帯電話会社が「説明責任を果たしていない」ことで敗訴になったら、基地局建設に致命的な打撃を与えかねないであろう。川西市問題におけるＮＴＴドコモの弱腰にはそうした背景が見えてくる。

4　住民運動に役立つ情報

1　疫学調査（研究）は動物研究（実験）や細胞研究より優先する

携帯電話会社や総務省は、動物研究や細胞実験では電磁波が生体に影響するという証拠が不十分である、と主張する。そして日本の医学界もいまだに動物研究や細胞研究が重視され、疫学研究（調査）の分野がまだまだ発達していない。しかし、ＷＨＯ（世界保健機関）ははっきりと「疫学研究（調査）は動物研究や細胞研究より優先する」という見解に立っている。なぜならば、疫学研究（調査）はヒトへの研究なので、その他の研究より優先するという考えに立っているからだ。上の表はＷＨＯ（世界保健機関）の研究機関ＩＡＲＣ（国際がん研究機関）が作成した「ヒトに対する発がん性分類の概要」である。つまりＷＨＯの見解である。

これは疫学研究（調査）の優位性を示す、小学生でもわかる表である。縦軸が疫学研究の証拠の度合いで、横軸が動物実験の証拠の度合いだ。疫学研究でも動物実験でも十分な証拠があれば「グループ１」つまり「発がん性あり」に分類する。これは誰でも納得する。次に疫学研究で十分な証拠（Sufficient）があれば、動物実験が「限定的な証拠がある（(Limited)）であれ、「不十分な証拠しかない（Inadequate)」であれ、はたまた「証拠はない（Lack)」であっても「グループ１」（発がん性あり）はゆるがない。これほど疫学研究優先を示している表はないであろう。

IARC（国際がん研究機関）の「ヒトに対する発がん性分類の概要」

動物実験＼疫学研究	十分な証拠がある（Sufficient）	限定的な証拠がある（Limited）	不十分な証拠しかない（Inadequate）	証拠はない（Lack）
十分な証拠がある（Sufficient）	グループ1	グループ1	グループ1	グループ1
限定的な証拠がある（Limited）	グループ2A	グループ2B	グループ2B	グループ2B
不十分な証拠しかない（Inadequate）	グループ2B	グループ3	グループ3	グループ3
証拠はない（Lack）	グループ2B	グループ4	グループ4	グループ4

グループ1　……発がん性あり
グループ2A……おそらく発がん性がある（probably）
グループ2B……発がん性の可能性がある（possibly）
グループ3　……分類できない
グループ4　……非発がんの可能性

携帯電話会社がどんなに自分たちに都合のいい動物実験や細胞実験のデータを持ってきても、「疫学調査（研究）」もしないで、安全というのはおこがましい」と反論すればいい。いずれにしても携帯電話会社は大規模な基地局に関する疫学調査に資金提供し、行政や事業者から自立した独立研究者の研究調査に委ねるべきだ。それこそ携帯電話会社の社会的責任であろう。

2　基地局から発信される電磁波データは「一週間連続測定値」を出さすべきだ

携帯電話会社は「基地局からの電磁波量データ」についておそろしく低い数値のものを持ってくる。こんなものを信じてはならない。測定データを出させるならば、「独立した測定会社（機関）」が測定

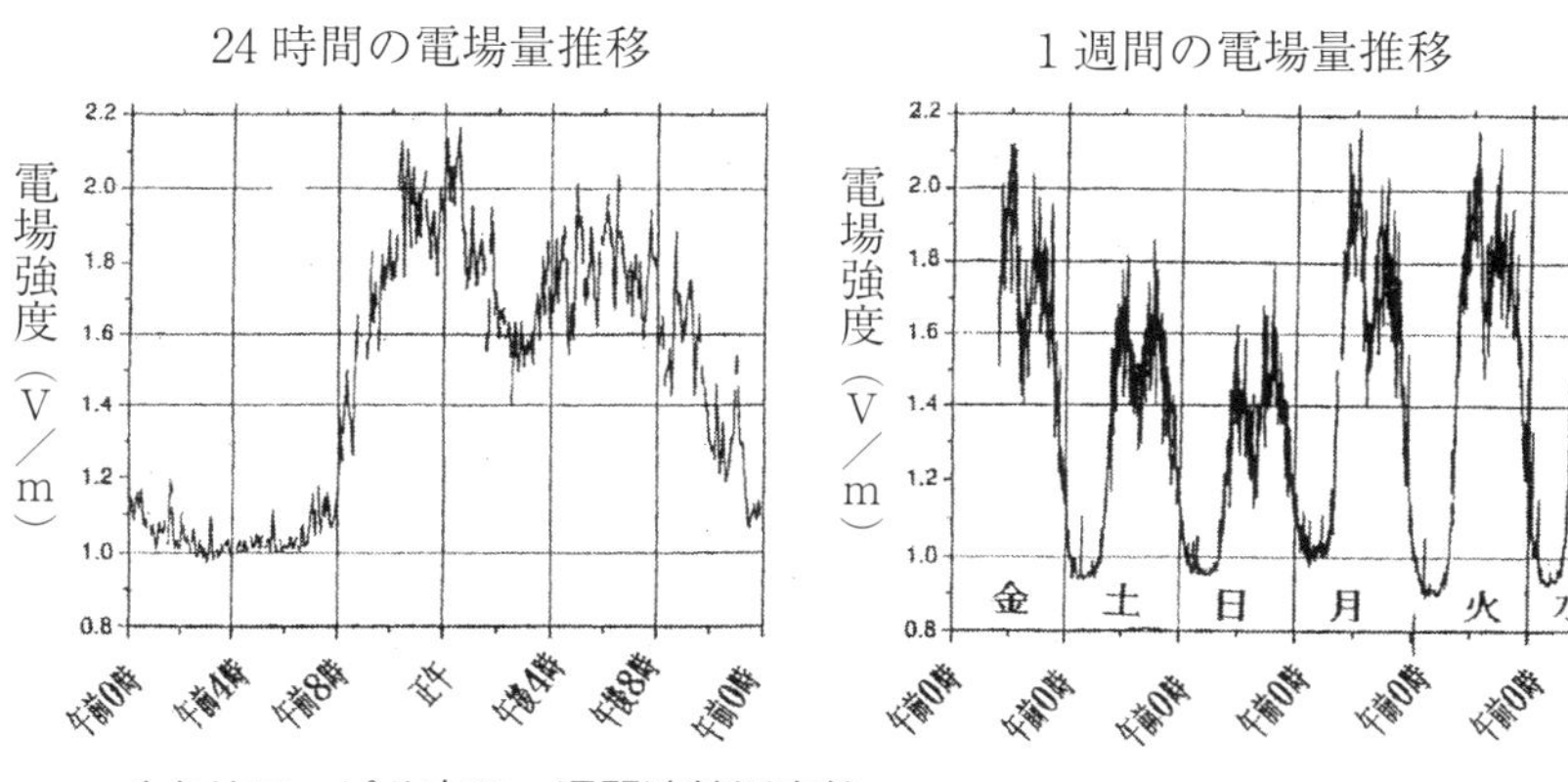

イタリア・ピサ市の一週間連続測定値

したもので「その携帯電話会社の電磁波の最高値・平均値。一週間連続測定値」および「全携帯電話会社の電磁波総量値の最高値、平均値、一週間連続測定値」、さらに「その地点の高周波総量の最高値、平均値、一週間連続測定値」を要求すべきだ。それも住民立ち会いで写真やビデオをとり、データは会社印が押してある紙ベースのものでなくては信用できない。

電磁波の総量値という考えはとても大事だ。将来、日本でも厳しい基準値が策定されるとしても、それは電磁波総量値がその基準をクリアしているかが問題となるのだから。

前頁の図はイタリアの一週間連続測定値図と二四時間連続測定値図だ。イタリアができて日本にできないというのは理由にならない。

3 「ここは電波事情が悪い」というのならば「基地局の所在、出力等」すべて公表すべきだ

携帯電話会社は基地局を建てる場合、「ここは電波事情が悪く、お客様から苦情が多い」という口実を使う。こん

なセリフを信用するのは早い。電波事情が悪いというのならば、それを証拠づける資料やデータを持ってくるべきだ。日本の携帯電話会社は「どこに基地局があり、どんな出力の基地局か」といったデータを公表しない。

次頁の図はヨーロッパの例だ。どこにどんな基地局があるか、インターネットで公表しているので外国人でも情報が手に入る。日本の携帯電話会社の秘密主義はひどいし、それを許す総務省も問題である。

4 高周波基準の国・地域の国際比較を表で示す

日本の基準値は「一〇〇〇μW／cm²」で、ICNIRP（国際非電離放射線防護委員会）のガイドライン値を採用している。ICNIRPのガイドライン値は電磁波の急性影響（短時間影響）である「熱作用」を基にした値だ。熱作用とは細胞の温度を上げうる作用である。一方、電磁波の慢性影響（長期間影響）である「非熱作用」は、熱作用以外の生物学的影響を与えうる作用である。細胞温度を上げない程度の微弱な電磁波量で、様々な生物学的変化が起こる。非熱作用は熱作用の一万分の一以下で起こるとされる。それが一〇万分の一以下なのか、あるいは一千万分の一以下なのかはまだわかっていない。欧州の多くの国・地域が日本よりはるかに厳しい基準値を採用しているのは非熱作用を重視しているからである。

ちなみに、フランスの基準値は日本とおなじでパリ市の基準値と異なる。基準値が異なる場合は、パリ市（地方自治体）の基準値が国の基準値より優先されて適用される。

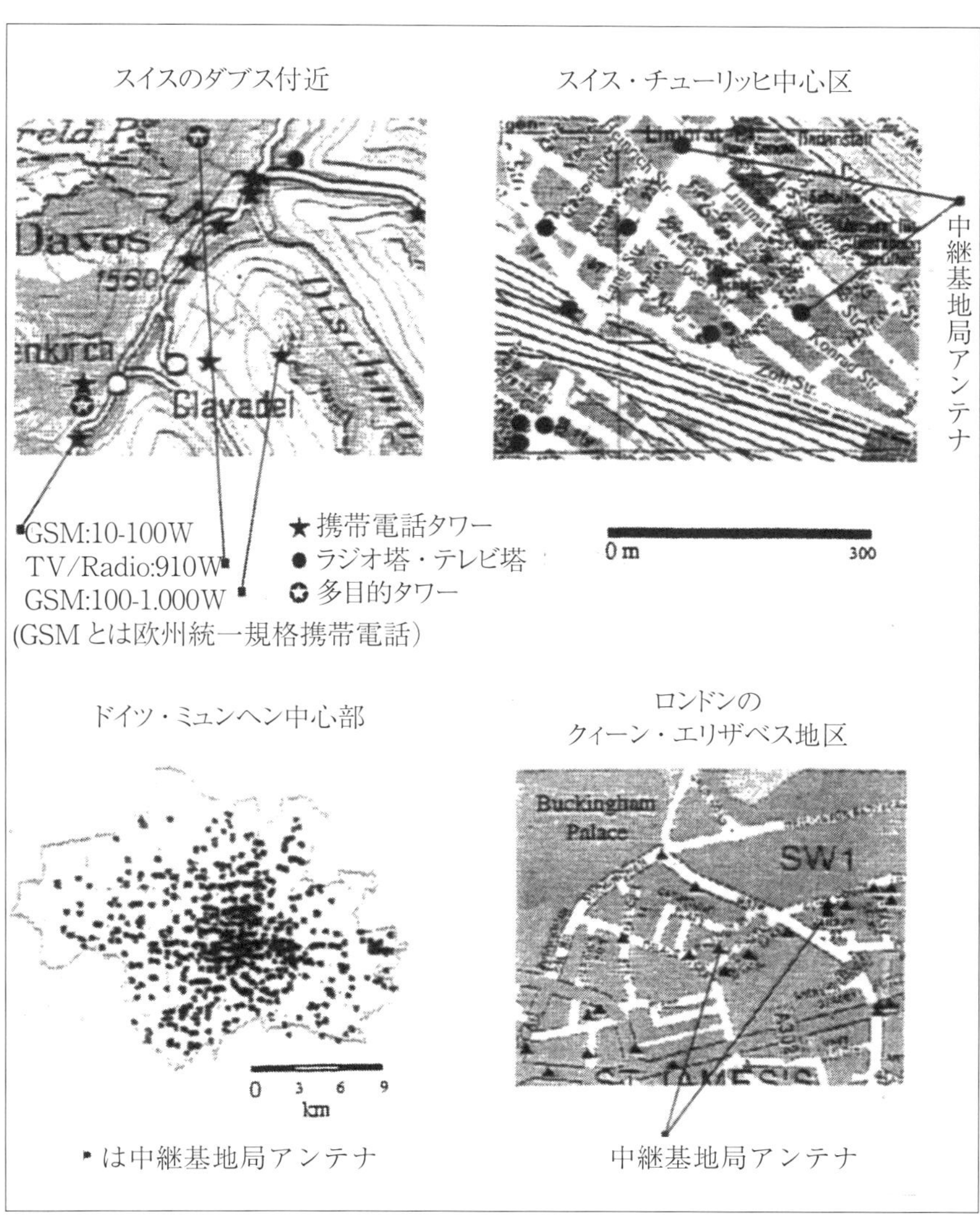

海外の基地局所在等の図（インターネットで公表している）

国名（地域名）	電力密度	電界強度	備考
リヒテンシュタイン	九・五μW／㎠	六V／m	現行
リヒテンシュタイン	〇・一μW／㎠	〇・六V／m	二〇一二年末までに法規制
ロシア	二・四μW／㎠	三V／m	九〇〇MHz
ベルギー	二・四μW／㎠	三V／m	
ポーランド	二・四μW／㎠	三V／m	
ギリシャ	二・四μW／㎠	三V／m	
ルクセンブルグ	二・四μW／㎠	三V／m	
中国	六・六μW／㎠		九〇〇MHz
イタリア	一〇μW／㎠		注意値（一日以上滞在する区域＝住宅、学校、病院等） 九〇〇MHz
スイス	二・四μW／㎠		住宅、学校、病院など
ザルツブルグ州	〇・一μW／㎠	〇・六V／m	現行 オートリア
ザルツブルグ州	〇・〇〇一μW／㎠		勧告（屋外） オートリア
ザルツブルグ州	〇・〇〇〇一μW／㎠		勧告（屋内） オートリア
パリ市	一・〇六μW／㎠	二V／m	携帯電話基地局（二四時間平均値） フランス
日本	一〇〇〇μW／㎠		二〇〇〇MHz（二GHz）

5　事業者への計画事前届と住民説明を義務付けた宮崎県小林市の携帯基地局条例

宮崎県小林市で二〇一五年四月から携帯電話基地局条例が施行された。この条例は、基地局を設置する場合や設備変更の際、事業者に基地局計画の事前届出や住民説明を義務付けるものである。以下に内容を整理する。

1　基地局の設置や改造を行う時は、近隣住民（基地局の高さの二倍の距離内に住んでいるか土地建物を所有する者）及び周辺住民（近隣住民の属する自治組織の居住者）に、事業者は説明を行うとともにその意見を聴き良好な関係を損なわないよう努めなければならない。

2　近隣住民等の中に規則で定める学校又は児童福祉施設などの土地所有者が含まれるときは、当該施設の管理者の意向を尊重するよう努めなければならない。

3　基地局の設置又は改造を行うときは、工事に着手する日から起算して六〇日前までに、工事の計画書を市長に提出しなければならない。

4　事業者は、近隣住民及び周辺住民を代表する者に工事の計画の概要を説明し、その周知に努めるとともに、近隣住民等に理解を得るよう努めなければならない。事業者は、近隣住民等から説明会の開催を求められたときは、これに応じるよう努めなければならない。

5　近隣住民及び周辺住民と事業者との間に生じた争い（紛争）において、紛争当事者は、自主的な解決の努力を尽くしてもなお紛争の解決に至らないときは、当該紛争の調整を市長に申し出ることができる。

6　市長は、調整のため必要があるときは、紛争当事者に協議の場への出席を求め意見若しくは説明を聴き、又は資料の提出を求めることができる（筆者注：事業者が違反行為をしても罰則はないが、「必要な措置を講ずることを勧告することができる」としており、それなりの圧力を事業者に与えることになろう）。

基地局の設置だけでなく、改造でも事前説明が必要とした小林市の条例ができた背景には、二〇〇八年に、市内の保育園から約五六メートルという至近距離にＫＤＤＩの基地局が設置され、園児たちが大量の鼻血を出すケースが多発する事態が生じたことがきっかけとしてある。園関係者は、「鼻血を出すのはほとんどが三～五歳児で、一日に何度も出したり、三〇分止まらない子もいた」と証言している。ＫＤＤＩが測定したら、「〇・〇四五μW／㎠」（園の屋上）と少なかったが、吉富邦明九州大学教授（環境電磁工学専門）の測定では、屋上で「一七・六μW／㎠」と出た。この違いを吉富教授は、「私は刻々と変わる信号（電波）を一定時間測定して、最大時と平均値を出している。それに対し、ＫＤＤＩ側が使う測定器であるスペクトラムアナライザーは瞬間的なピーク（最大値）を測定できず、激しく変動する信号の測定に向いていない」と説明する。しかし、ＫＤＤＩは誠意を見せないため、市民団体『電磁波問題を考える小林市民の会』が条例制定を求めて請願を提出し、この請願が市議会で採択された経緯があり、それが条例制定につながった。

第Ⅱ章　携帯電話を巡る問題について

携帯電話の最大の問題は、携帯電話は「頭部に近づけて使う電磁波発生機器」であるということだ。携帯電話から出る電磁波は決して弱くない。携帯電話を心臓ペースメーカーの二二センチメートル以内に近づけると、心臓ペースメーカーに誤作動を与える可能性がある、と警告したのは厚生労働省だ。航空機の離着陸時に携帯電話等の電子機器が航空機器に誤作動を与える恐れがあるとして、使用禁止になっていることは誰でも知っている事実であろう。

ほとんどの病院で、特にＩＣＵ（集中治療室）付近では携帯電話の電源をオフにするのはいわば常識化している。携帯電話の電磁波が、ノイズとなって医療用精密機器に誤作動を与えれば命に関わるからだ。人間の体内の細胞の数は約六〇兆といわれる。それらの細胞には電位差が存在し、細胞内あるいは細胞同士のイオンの出し入れはこの電位差を使って行われる。生体電気反応といってもいい。だから脳波が測れる。電位差は六〇ミリボルトという単位で起こる。わずか〇・〇六ボルトである。

電磁波安全説を主張する科学者や技術者は「細胞温度を上げ得る」かどうかで電磁波の影響を論じる。いわゆる「電磁波の熱作用」派である。こういう人たちは「〇・〇六ボルト」という世界が理解できない、あるいは理解しようとしない。「電磁波の非熱作用」が起こるのはこうした微弱なレベルの電磁波の世界である。

「〇・〇六ボルト」の世界からすれば、携帯電話から発生する電磁波量はとてつもなく大きい。「神経は脳に集中している。その脳の頭部に密着させて使うのが携帯電話である。ちょっとしたイマジネーションさえあれば、少なくても「携帯電話はまったく安全である」と断言などできないのではなかろうか。

以下具体的にみていこう。

携帯電話と男性精子の関係

	携帯電話の不使用あるいは使用時間	精子の数（1cc中）	運動する割合（%）	正常な形状割合（%）
A	携帯電話を全く使わない人（40人）	8589万個	68%	40%
B	携帯電話を1日2時間以内使う人（107人）	6903万個	65%	31%
C	携帯電話を1日2～4時間以内使う人（100人）	5887万個	55%	21%
D	携帯電話を1日4時間以上使う人（114人）	5030万個	45%	18%

1　精子への影響

二〇〇六年一〇月二二日、ルイジアナ州ニューオーリンズ市で開かれた米国生殖医療学会でクリーブランド病院（オハイオ州）のグリクマン泌尿器科研究所チームが「携帯電話と男性精子の関係」の研究結果を報告した。研究チームはインドのムンバイ市（旧ボンベイ）の不妊治療病院の医師たちの協力で、三六一人の男性精子を調べた。その結果が上の表だ。

研究チームの責任者アショック・アガーワル教授は「携帯電話の電磁波か熱が男性生殖器に影響を与えているのではとみている。携帯電話を一日四時間以上使う男性は『不妊のおそれがある』に該当する。携帯電話の影響の証明には時間が必要だが、以前、男性ホルモンのテストステロンをつくる睾丸のライジッヒ細胞に電磁波を照射するという動物実験をした時も『影響がある』と示唆された」と語った。

2　レフレックス研究〜EU（欧州連合）の公式研究

携帯電話の電磁波はDNAを切断する

二〇〇四年一二月二〇日、欧州七カ国、一二研究団体が四年間、総額三〇万ユーロをかけて実施した「REFLEX（レフレックス）研究」の最終報告書が発表された。REFLEXとは「細胞実験高感度検出法による低エネルギー電磁波の環境リスク評価」の頭文字のことだ。レフレックス研究の資金はEU（欧州連合）が大半を出しており、いわばEUの公式研究であったため調査結果は大いに注目された。実際、BBCテレビはじめ欧州の主要メディアは大きく報じた。

レフレックス研究は細胞実験研究である。携帯電話と同じレベルの局所SAR（エネルギー吸収率）〇・三〜二W／kgの低レベル高周波電磁波をヒトと動物の細胞に照射し影響（効果）を見るというものだ（ちなみに日本の局所SARは「二W／kg」である）。

研究結果の主要部分は以下だ。

①実験方法や細胞によって格差はあるが、結果として、携帯電話と同じレベルの電磁波照射で、病巣内のがん細胞へのDNAの生体化学反応の悪影響は拡大された。また、内分泌関連ではわずかに成長促進要素が抑制された。

②携帯電話と同じレベルの高周波電磁波の照射で、ヒトの一本鎖DNAと二本鎖DNAがダメージ

（切断）を受けた。動物のＤＮＡもダメージを受けた。

③そのダメージは再生修復された細胞にもはっきり現れた。

④またＤＮＡのダメージ以外にも、他の細胞変質、たとえば染色体のダメージや特定の遺伝子活動の変質あるいは細胞分裂率の変化、の手がかりも今回の研究で発見された。

⑤ＤＮＡのダメージは照射電磁波量が多くなるにつれ、かつ被曝時間が長くなるにつれ、それに正比例してダメージ量も増加した。

⑥通常若い人の細胞ほど電磁波の影響を受けるが、今回の研究では高齢者の細胞ほど修復機能のダメージを受けた。

⑦いくつもの実験室で一〇〇回も実験を行って結果は確かめられた。

レフレックス研究（プロジェクト）の総責任者はドイツのベルム財団のフランツ・アドルコーファー博士だ。アドルコーファー博士は「今回の研究結果で、電磁波が慢性病の原因となるメカニズムが解明された。異なる実験室で一〇〇回も実験を行ったうえでの結果であり、一定の条件下で高周波電磁波がＤＮＡを切断することは間違いないと私は思っている。この研究結果をもって、健康上のリスクが証明されたものではない。遺伝子的な影響や形質的な影響に関してはさらなる研究が必要だ。動物やボランティアを対象とした研究も必要だ。ただし（今後の研究や実験等で高周波電磁波の安全性が立証されるまでは）予防策として、携帯電話の使用は慎重にすべきだ。携帯電話使用時間をなるべく少なくし、リスクが心配な人はイヤホンを使うべきだ」と語った。

3　保険会社も携帯電話による病気は保険対象外に～オーストリアのＡＵＶＡレポート

すでに欧州の一部の保険会社は「携帯電話による健康障害は保険対象からはずす」動きを数年前から始めている。それほど保険リスクからすれば「携帯電話はヤバイ機器」なのだ。全世界で何十億人も携帯電話を使っている時代だ。もし携帯電話が脳腫瘍を引き起こすことが確定すれば、保険会社はリスク補償で倒産しかねない。保険リスク論からすれば、携帯電話のリスクは無視できなくなっているのだ。

そんな時代にオーストリアのＡＵＶＡ（アウバ）レポートは登場した。ＡＵＶＡ（アウバ）は、オーストリアの災害保険機関で雇用者（経営者）と被雇用者（労働者）の連携の下で運営されている社会保険組織だ。現在オーストリアの労働者二六九万人と自営業者二七万人、それに全国の児童、生徒、大学生一三〇万人が加入しており、対象者は合計四二六万人にのぼる。オーストリアの全人口は約八一〇万人である。つまり全国民の五三％が加入している保険（日本でいえば損害保険）なのである。したがって、ＡＵＶＡの決定の影響力はすこぶる大きい。ＡＵＶＡとは、「オーストリア労働リスク社会保険」のドイツ語頭文字である。

ＡＵＶＡレポートは非熱作用を認めた

ＡＵＶＡ（アウバ）はたんなる保険運営組織ではない。リハビリテーションセンターや救急施設も持ち、医療研究も行っている。スタッフは約四九〇〇人いる。二〇〇九年七月二一日に発表された「ＡＵＶＡ

レポートのタイトルは「ATHEM」（アテム）で、これは「携帯電話電磁波の非熱作用に関する調査研究」の短縮表現だ。つまり政府や事業者が認めたがらない「電磁波の非熱作用」を保険会社の立場から研究したレポートなのである。AUVAレポート（アテムレポートと表現してもいいが）は、ウィーン医科大学に研究調査を委嘱して行い、「脳、免疫システム、たんぱく質への携帯電話電磁波の影響」を研究させ、それをまとめたレポートである。レポートの結論は「携帯電話電磁波には非熱作用がある」である。

レポートの中の主要な内容は以下だ。

①携帯電話の電磁波曝露中と曝露後に、特定の脳波（いわゆる八～一三ヘルツのアルファ帯域）が変化した。変化のうちいくつかの変化は統計学的に有意と出た。さらに、脳波によって伝達された聴覚と視覚の刺激（いわゆる誘発電位）に対する脳の中枢神経システムへの反応は曝露後約三〇分経っても変化したままだった。

②携帯電話放射線（電磁波）により、反応を示す細胞内で「新しいたんぱく質」（たとえばストレスたんぱく質）の生成を促す。

③電磁波曝露によりたんぱく質の不活性化が現れる。フリーラジカルで起こる自然なDNA切断は古い細胞から新しい細胞に置き換わる新陳代謝を引き起こす。それ自体は生体にとっていいことである。しかし、電磁波曝露でこうした新陳代謝機能のうちの細胞破壊＝切断が行われると、他方の細胞の修復機能が十分機能せず、健全な新陳代謝が行われなくなる。つまり、電磁波曝露がフリーラジカルである一酸化窒素形成を促進しDNA切断率を高める効果を持つが、しかし他方で、細胞の

修復機能の効果はないので健全な新陳代謝にならないのだ。これが「たんぱく質の不活性化」の正体だ。

④この電磁波曝露の影響は「新陳代謝が活発な細胞」で特に出る。すなわち、赤ちゃん、幼児、子供、若者などへの影響が鋭く出る。

⑤電磁波の慢性刺激が続くと免疫機能不全や慢性的アレルギー反応等につながる。このことで、免疫システムに携帯電話電磁波が影響を与える。

⑥以上のことから、電磁波の非熱作用の存在がより強く確認される。

⑦ICNIRP（国際非電離放射線防護委員会）や多くの国の機関は「電磁波の熱作用」を重視するが、AUVA（アウバ）レポートは、それらと異なり、「非熱作用」による健康影響を認める。

4　WHO主導のインターフォン研究～携帯電話と脳腫瘍の関係をみる国際疫学調査

携帯電話は早い国では一九八〇年代から使われ出した。そして、一九九〇年代に入るや多くの国で劇的に普及するようになった。今では世界で四〇億人以上が携帯電話を使っている。

しかし、携帯電話使用の普及拡大につれて、一方で「携帯電話から出る電磁波は本当に安全なのか」という健康への懸念も増大していった。一九九〇年代後半になると、いくつかの専門家グループから携帯電話で使われる低レベルの電磁波は脳腫瘍等の原因になるのでは、という研究論文が発表されるようになった。その代表がスウェーデンのハーデル論文（一九九七年）だ。レナート・ハーデル博士はがん学者で、脳腫瘍患者二一七人を調べたところ、常時携帯電話を当てている側の頭部に腫瘍が約二・四倍の確率で発生する、という研究論文をまとめた。

こうした研究が相次ぐ中で、世界的に携帯電話使用への不安懸念が増大するようになり、これを無視できなくなったWHO（世界保健機関）が、各国の協力を仰いで始めたのが「インターフォン研究」（Interphone Study）である。

インターフォン研究とは

インターフォン研究とは、WHO（世界保健機関）の研究機関IARC（国際がん研究機関）の指導の下、一三カ国が参加して進められた「携帯電話使用と脳腫瘍リスクの関係を調べる国際疫学研究」である。インターフォンは日本語のインターフォンと違い、「インター」（Inter＝国際）と「フォン」（Phone＝携帯電話）をくっつけた造語で「国際的な携帯電話に関する研究（Study）」といった意味だ。

参加した国は、英国、フランス、ドイツ、日本、イタリア、スウェーデン、カナダ、オーストラリア、デンマーク、ノルウェー、フィンランド、ニュージーランド、イスラエル）の一三カ国。米国を除く旧西側の主要国はすべて入っている。環境問題に後ろ向きだったブッシュ政権の影響で米国は参加しなかった。資金は、インターフォン研究予算は総額で約一四〇〇万ユーロで、うちEUが三八五万ユーロ、携帯電話産業界が三五〇万ユーロ、残りを各国政府の保健機関が拠出した。携帯電話産業界の出資額の巨大さに驚くが、このことが最終報告に影響（リスクを小さく見せる圧力）した、と批判されている。

研究対象の脳腫瘍は、①髄膜腫（tumours of meninges）② 神経膠腫（tumours of gliomas）③聴神経腫

(tumours of the acoustic nerve) ④耳下腺腫 (tumours of the paroid gland) の四つである。

「髄膜腫(ずいまくしゅ)」とは、脳を包む髄膜にできる腫瘍で脳腫瘍の二七%を占める。「神経膠腫(しんけいこうしゅ)」とは、脳細胞の中に神経細胞と神経繊維以外にその間を埋めている膠(にかわ)細胞があるが、この神経膠細胞にできる腫瘍である。神経膠腫は脳腫瘍の二五%を占める。「聴神経腫(ちょうしんけいしゅ)」とは、聴神経を包む細胞にできる腫瘍で、携帯電話を使用している時、携帯電話と一番近い部分の腫瘍で携帯電話との関係が特に注目されている腫瘍だ。「耳下腺腫(じかせんしゅ)」の耳下腺とは、おたふく風邪の時に腫れる臓器でツバをつくる器官だ。そこにできる腫瘍が耳下腺腫である。ここも携帯電話を当てる部分に近い腫瘍である。二〇〇七年にイスラエルのシーガル・セデスキー博士が発表した研究(インターフォン研究のイスラエル版)は「携帯電話で耳下腺腫リスクが有意に増大する」という結果であった。このセデスキー研究を根拠にイスラエル政府は携帯電話使用に予防原則を採用した。

インターフォン研究は、四種類の脳腫瘍患者(症例=ケース)総数約六五〇〇人と、脳腫瘍を発症していない人で症例(ケース)と年齢、性別、人種等で似かよった人(対照=コントロール)を同数選び出し、脳腫瘍と携帯電話使用がどう関係するか、あるいは関係しないかを比較するという「症例対照=ケース&コントロール疫学研究(調査)」である。

インターフォン研究は、一九九八年から開始され、初めの二年間で研究内容を検討した後、二〇〇〇年から二〇〇四年の四年間に各国(一三カ国)で発症した患者を対象として研究を行った。各国の研究分析結果は、デンマーク(二〇〇四年)、スウェーデン(二〇〇四年と二〇〇五年)、英国(二〇〇六年)、ドイツ(二〇〇六年)と次々に発表され、二〇〇七年までにすべての国の研究結果が発表された。脳腫瘍は発症数が一年間で「人口一〇万人当たり一二～一六人」と少ないため、各国のデータをＩＡＲＣ（国際がん研究機関）がプール分析し、最終報告するという段どりをとった。「プール分析」とは、それぞれ研究条件が違う個別研究データをあたかも「同一条件の研究」であるかのように扱い分析する研究手法である。個別のデータをプール状態にして研究するのでこの名がついた。ただしインターフォン研究では初めから条件を一定にしてプール分析をしやすくしてある。

一〇年以上携帯電話を使うと脳腫瘍リスク増大

二〇〇七年までに発表された各国の研究結果は「リスクあり」もあれば「リスクなし」もありマチマチだった。

しかし。一〇年以上の長期間にわたる携帯電話の使用で、特に携帯電話を当てている側だと聴神経腫と神経膠腫のリスクが増大する傾向が顕著に出た。

「リスクあり」の例の代表例はスウェーデンとドイツとイスラエルだ。

スウェーデンの国立カロリンスカ研究所が行った研究結果（二〇〇五年発表）は、①アナログ携帯電話を一〇年以上使うと聴神経腫瘍発症リスクが一・九倍になる、②携帯電話を当てている側の頭部では同発症リスクが三・九倍になる、であった。対象となる聴神経腫患者（ケース）は一四八人、対照（コントロール）は六〇四人で、聞き取り調査中心の疫学調査であった。研究にあたったカロリンスカ研究所副所長のアンダース・アールボム博士は「まだ断定はできないが、もし携帯電話が聴神経腫の原因ならば、〝携帯電話の影響は生物学的にありえない〟という論拠は受け入れがたい」とインタビューで語った。

ドイツの研究結果（二〇〇六年発表）は、一〇年以上使用者は不使用者と比較した場合、神経膠腫の発症リスクは二・二倍、というものだった。イスラエルの研究結果（二〇〇七年発表）は、有名なシーガル・セデスキー博士らの研究で、耳下腺腫が一〇年以上使用者で携帯電話を当てている側の頭部で有意に発症したというものだった。このセデスキー論文の結果を重視したイスラエル政府が、携帯電話使用に関して予防原則を採用したことはすでに紹介した。

「リスクなし」の例の代表はデンマークと日本だ。

デンマークの研究結果（二〇〇四年発表）は、聴神経腫瘍において「発症リスクは高まっていない」とした。ただし、デンマークがフィンランド、ノルウェー、スウェーデン、英国と共同で行った「五カ国共同研究」（これもインターフォン研究の一環）（二〇〇七年一月発表）では、「一〇年以上使用でかつ携帯電話を当てている側の頭部」に限定した場合、神経膠腫リスクが約四〇％増大する、という結果だった。

日本の武林論文は二〇〇六年（最終的には二〇〇八年）に発表されたが、「影響なし」であった。ただし武林論文では「携帯電話の一〇年以上使用者」はわずか一名しかいなかった。携帯電話の脳腫瘍発生には潜伏期間があり、その期間はおおむね一〇年といわれている。こうした点に、「日本の研究は事業者寄り」と批判されるゆえんがある。

だが、武林論文もよく見ると図1や図2のように、「影響あり」ととったほうが素直なデータである。図1は神経膠腫（期間を限定しないデータ）の比較表で、図2は「一〇年以上使用者の神経膠腫」の比較だが、日本だけは一〇年以上が一人しかいないので、「期間を限定しない通常使用者」としてデータを出した。中央の「1」より右に棒グラフが来ていれば「影響あり」なのだが、あなたはこの表を見てどう

図1　日本（武林論文）の調査も「影響あり」のデータが多い

（1）神経膠腫（results for gliomas）

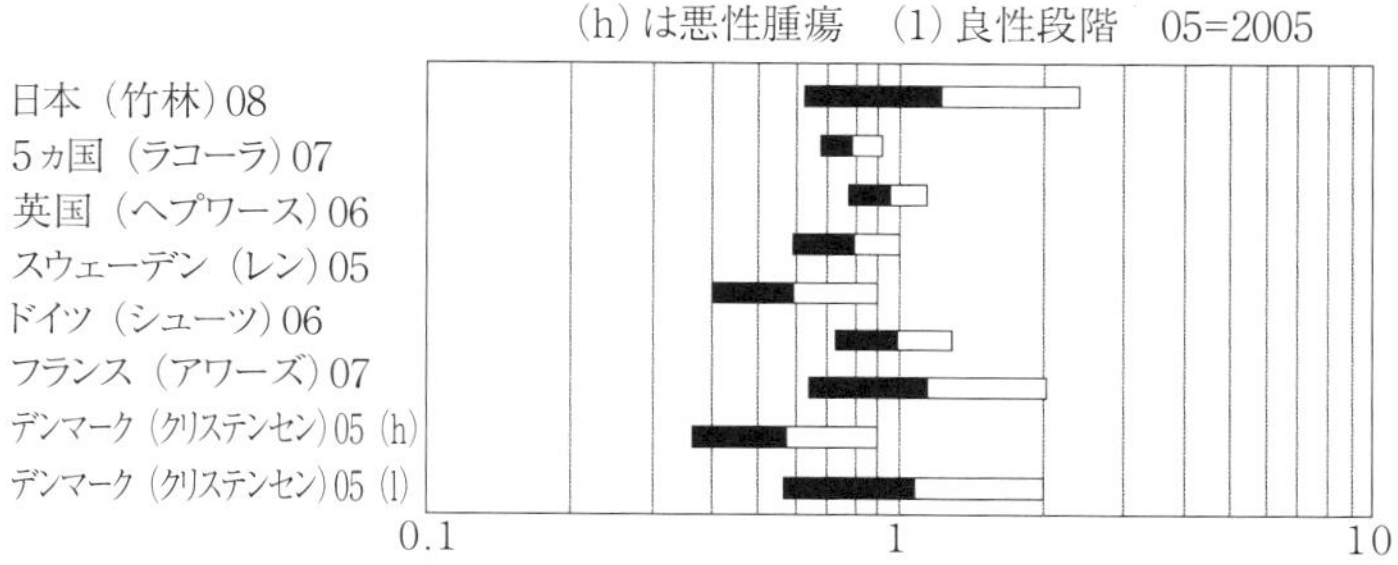

（h）は悪性腫瘍　（l）良性段階　05=2005

日本（竹林）08
5ヵ国（ラコーラ）07
英国（ヘプワース）06
スウェーデン（レン）05
ドイツ（シューツ）06
フランス（アワーズ）07
デンマーク（クリステンセン）05（h）
デンマーク（クリステンセン）05（l）

0.1　1　10

（5ヵ国とは、デンマーク、フィンランド、英国、スウェーデン、ノルウェー）

［表の説明］

脳と脊髄には、神経細胞と神経繊維以外にその間を埋めている「神経膠（にわか）細胞がある。この神経膠細胞から発生する腫瘍が「神経膠腫（こうしゅ）」（グリオーム）である。脳腫瘍の約四分の一を占める。症状としては、頭脳、吐き気、意識障害などだ。表で驚くのは日本の調査が「1」より右にバーが偏り、13ヵ国でいちばん「影響が大きい」と出ている点だ。これを報道しているメディアはまったくない。他では、フランスとデンマークの良性腫瘍で、「1」より右（影響がある）が目立つ。

図2　10年以上使用者の携帯電話を使用している頭部の側、あるいは反対側の影響

（7）神経膠腫（results for gliomas）

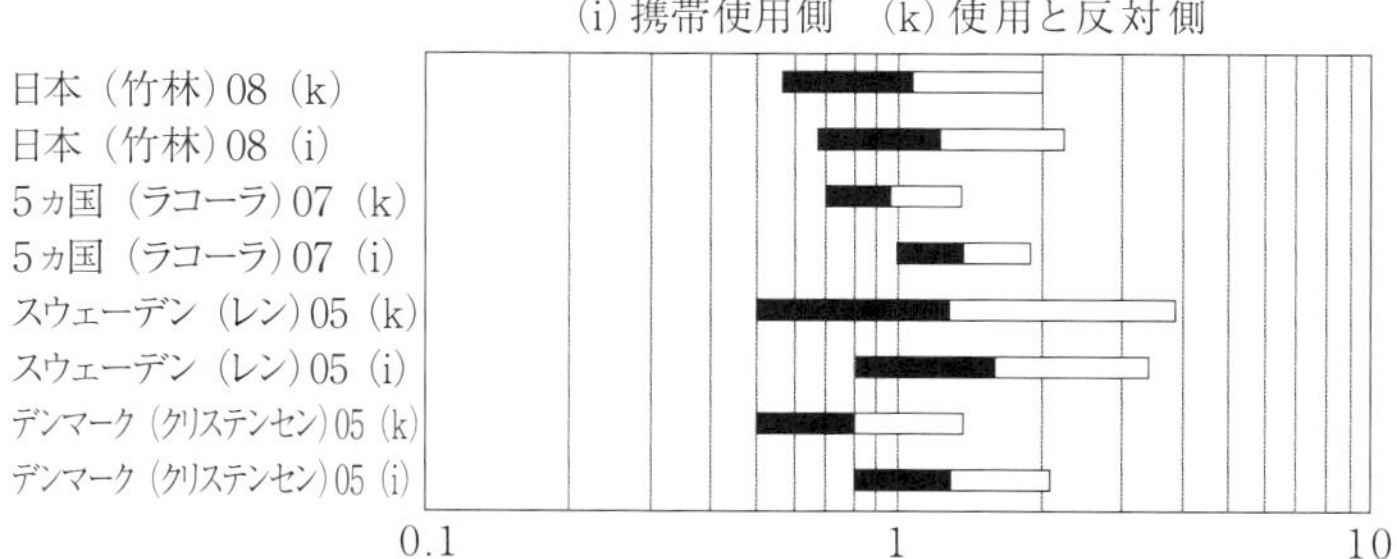

（5ヵ国とは、デンマーク、フィンランド、英国、スウェーデン、ノルウェー）
（日本のみ通常使用者）

［表の説明］

「ノルウェーの携帯電話使用と反対側頭部」を除いて、おおむね「影響あり」と出ている。特に「5ヵ国の携帯使用側頭部」は「有意」である。「スウェーデンの携帯使用側頭部」と「ノルウェーの携帯使用側頭部」も「限りなく有意」な結果である。驚くのは、日本の調査結果である。「通常使用者」なのに、「使用側」も「反対側」も共に「影響あり」の傾向を示している。もし、「10年以上ならば」どういう結果となるか、すこぶる興味を引く結果である。

思うであろうか。

最終報告（第一弾）の問題点

各国の研究結果発表から四年も経過した二〇一〇年五月一七日、やっとインターフォン研究の最終報告が発表された。最終報告は『国際疫学ジャーナル』(International Journal of Epidemiology）に発表されたが、署名は「インターフォン研究グループ」となっている。

結論として「この研究は、携帯電話使用と脳腫瘍リスクの研究として最大の研究である。そして一〇年以上携帯電話使用者の対象数も十分な研究である。総体として、携帯電話使用と関係する神経膠腫および髄膜腫のリスクはどちらも増加しなかった。携帯電話使用と同じ側の頭部でできた腫瘍で、かつ（電磁波）曝露がもっとも高いレベルでは、神経膠腫リスクの増加が示唆された。ただし、バイアスとエラーが、因果関係の解釈に制約を与える。携帯電話の長期間使用でヘビーユーザーに対する潜在的影響については、今後も研究調査が必要である」と述べている。

「もっとも（電磁波）曝露が高いレベル」とは「累積携帯電話使用が一六四〇時間以上」の人たちを指す。最終報告はなんともすっきりしない結論である。発症リスク割合を「オッズ比」というが、携帯電話使用者全体では神経膠腫のオッズ比は〇・八一で、髄膜腫のオッズ比は〇・七九である、これはどういうことかというと「携帯電話を使うと脳腫瘍になりにくくなる」という、およそ生物学的にはありえない結果を意味する。一方、一六四〇時間以上の使用者で携帯電話を当てている側に限定した場合は、神経膠腫のオッズ比が一・四〇で、髄膜腫のオッズ比は一・一五となり、有意に（九五％信頼区間をクリアする）リスクは高まる。つまり、「一六四〇時間以上使用で、かつ携帯電話を当てている側の頭部のケースでは、神経膠腫発症リスクが約四〇％、髄膜腫発症リスクが一五％高まる」、となっている。

こんな風だから、『デイリーメール』や『タイムズ』は「長期間携帯電話を使用すると明らかに脳腫瘍リスクは高まる」と報じ、『ＢＢＣテレビ』や『共同通信』は「発がんリスク確認されず」と報じた。最終報告のどの部分を見るかで、見方が分かれるのだ。

リスクを小さく見せるカラクリ

最終報告については世界の独立研究者や市民団体から批判が数多くでている。米国研究機関「環境健康トラスト」の上級研究者であるロイド・モーガン博士は「インターフォン研究は設計自体に欠陥がある。全データを独立研究者に公表すべきだ」と声明を出している。これらの批判と筆者の見解を含めた最終報告批判は以下である。

まず第一に、インターフォン研究は四種類の脳腫瘍（髄膜腫、神経膠腫、聴神経腫、耳下腺腫）を研究対象にしたのに、今回はそのうちの髄膜腫と神経膠腫の二つのみの報告しか出さなかった。特に、最も携帯電話を当てている部分に近い腫瘍である聴神経腫を後回しにした理由がどこにも説明されていない。各国の研究発表後四年間も最終結果が延期され、ＥＵ（欧州連合）から「発表が遅い」と批判されていたのである。それなのに説明もなく、四種類のうち二種類の脳腫瘍のみ先行発表したことは腑に落ちない。

第二に、「曝露群」（電磁波を浴びた人たち）と「非曝露群」（電磁波を浴びていない人たち）に分けて相互の比較をするのだが、なんと「携帯電話を週一回以上使用」を曝露群にしているのだ。通常の感覚からすれば、せいぜい「携帯電話を一日一回以上使用」を曝露群とすべきであろう。曝露群を薄める意図は「リスクを小さく見せる」ことにつながる。同様にヘビーユーザーを「一日平均三〇分以上使用者」と定義づけている。これもおかしい。ヘビーユーザーというのならば「一日一時間半以上」とか「一日二時間以上」とするのが妥当ではなかろうか。

第三に、コードレス電話使用者を「非曝露群」に入れている。前述したスウェーデンのハーデル論文ではコードレス電話を使用すると脳腫瘍リスクが増大する」としている。コードレス電話を「非曝露群」に入れることもこれまた「リスクを小さく見せる」ことにつながる。

第四に、対象年齢を「三〇歳～五九歳」に制限している点だ。一般的に若い人ほど携帯電話の使用時間が長く、かつ「細胞分裂が活発」なためそれだけ電磁波の影響を受けやすい、といわれている。それなのにどうして「三〇歳～五九歳」に限定するのであろうか。ここにも「リスクをなるべく小さく見せたい」という意図が感じられる。

第五に、インターフォン研究のデザインや生データが公表されていないことだ。「リスクを小さく見せていない」というのであれば、事業者や行政から自立した独立科学者にも分析、批判の余地を与えるために、デザインや生データを公開すべきだ。

携帯電話業界は、このあいまいな最終報告を自己に都合よく解釈し「携帯電話は安全」であるかのように主張している。しかし、これだけリスクが小さくなるように努力しても、「長期間使用で、かつ携帯電話使用と同じ側の頭部に限定すると神経膠腫も髄膜腫も共にリスクが高まる」という結果が出た意味は大きい。はしゃぐ業界をたしなめるかのように、ＩＡＲＣ（国際がん研究機関）長官のクリストファー・ワイルド博士は「携帯電話を安全と結論付けるのは時期尚早」とし、インターフォン研究の責任者であるエリザベス・カディス博士は「リスクがないことが証明されたわけではない」と釘をさした。

聴神経腫と耳下腺腫の結果発表を早急に行うこと。また、データを独立研究者を含むすべての研究者に公開し、オープンな分析を進めること、の二つが急務である。インターフォン研究はＷＨＯの「高周波電磁波の環境保健基準」策定のための研究として実施された。ＷＨＯの「高周波電磁波の環境保健基準」発表は二〇一六年に予定されているが、本書改訂版執筆中段階では発表されていない。

5　ＩＡＲＣ（国際がん研究機関）が高周波電磁波を「２Ｂ」に評価

二〇一一年五月三一日、ＷＨＯ（世界保健機関）の研究機関であるＩＡＲＣ（国際がん研究機関）は、フランスのリヨンで一四カ国三〇名の科学者を集め、高周波電磁波の発がん性評価会合をもった。そこで、高周波電磁波を正式に「２Ｂ（発がん性可能性あり）」と評価した。ＩＡＲＣの発がん性評価はそのままＷＨＯの評価となる。

ＩＡＲＣの発がん性評価分類は別表のとおりである。

高周波電磁波（ＲＦ－ＥＭＦ＝RadioFrequency ElectroMagnetic Field）は、周波数帯三〇キロヘルツ～三〇〇ギガヘルツの電磁波で、個人が所有する機器（例えば携帯電話、コードレス電話、アマチュア無線）とか、業

IARC（国際がん研究機関）の発がん性分類

分類	分類基準	対象物質・因子
グループ１	発がん性がある	アスベスト、カドミウム、ホルムアルデヒド、ガンマ線、Ｘ線、ベンゼン、ダイオキシン、塩化ビニル、アルコール飲料、たばこの喫煙（107）
グループ２Ａ	おそらく 発がん性がある （probably）	ＰＣＢ、ベンゾピレン、紫外線Ａ、Ｂ、Ｃ、アクリルアミド、ディーゼル排ガス、アドリアマイシン、シスプラチン太陽灯（日焼け用ランプ）（59）
グループ２Ｂ	発がん性の 可能性がある （possibly）	クロロホルム、鉛、メチル水銀化合物、極低周波磁場、高周波電磁波、プレオマイシン、※コーヒー、ＤＤＴ、四塩化炭素、アセトアルデヒド（267）
グループ３	発がん性を 分類できない	エチレン、アンピシリン、水銀、フェノール、キシレン、茶、コレステロール（483）
グループ４	おそらく 発がん性はない	カプロラクタム（ナイロンの原料）（1）

※コーヒーは膀胱がんと関係

務用機器（例えば高周波絶縁、誘導ヒーター、高出力パルスレーダー）とか、あるいは携帯基地局、放送用アンテナ、医療機器とか、実に幅広い分野が該当する。よく携帯電話会社は、この「２Ｂ」評価を「携帯電話に限ったものだ」と訳のわからない説明をするが、高周波分野全体を対象としたもので、彼らの説明は誤っている。また携帯会社や電力会社は「２Ｂ」にコーヒーが含まれることから、２Ｂ（発がん性可能性あり）がさもたいしたことではないような説明をする。しかし、コーヒーは膀胱がんとの関係で「発がん性可能性あり」が立証されている。

　ＩＡＲＣは、高周波電磁波を２Ｂに分類評価した理由として、携帯電話とコードレス電話から出る電磁波と脳腫瘍発症の関係を示唆する疫学調査とともに、動物実験研究も証拠として挙げている。二〇〇一年にＩＡＲＣは、極低周波磁場を２Ｂ評価したが、その時は疫学研究のみを証拠とし、動物実験研究は「わからない」とした。それからすると、高周波のほうがより証拠がそろったといえよう。

疫学研究（疫学調査）での有力証拠は二つある。一つは前項で紹介した「インターフォン研究」、もう一つはスウェーデンのハーデル博士たちのグループ研究である。この二つの研究では、「携帯電話のヘビーユーザー」と「携帯電話の長期間使用者」で、脳腫瘍リスクが増大しているとしている。最近のスマホばやりやポケモンGO騒ぎを見れば、日本の若者の多くが、ヘビーユーザーであり、若いうちからスマホが手放せなくなっている。彼らはまさに長期間使用予備軍である。

6　携帯電磁波とがんの関係を示す米国の大規模研究結果の影響は大きい

二〇一六年五月二七日、米国連邦政府の研究者らによる二五〇〇万ドル（約二六億円）という大規模研究結果の一部が公表され、注目されている。

この研究は、米国国立衛生研究所（ＮＩＨ）の下部共同研究集団であるＮＴＰ（米国国家毒性プログラム）に属する研究者たちによって行われた。ＮＴＰは、工業・農業・医薬化粧品・食品添加物などで使用される各種の化学物質の毒性とりわけ発がん性に関して、省庁を横断して様々な試験を行い、その結果が政府の規制政策に何度も反映されるほど、大変影響力のある強力な研究プログラムである。ＮＴＰの研究とは、ラットを二年間の全生涯にわたって一日約九時間、携帯電磁波を照射することによって、どう変化するかを見る実験である。対象ラット数は数千匹という多さである。

研究内容を紹介すると、オス・メス別に九〇匹を一グループとし、九〇〇MHzの電磁波を一〇分浴びせて一〇分休むパターンを一日約一八時間繰り返す。実質照射時間は九時間。それを胎児期から二年間、つまりラットの全生涯にわたってこの実験を続けた。電磁波強度は、一・五W／kg、三W／kg、六W／kg、の三種類。三種類のうち、一番低い強度は、米国の基準値「一・六W／kg」に相当する。他に電磁波を浴びせないグループも対照群として飼育し、それとの比較を見た。その結果、電磁波を照射したオスで二〜三％のグリオーマ（神経膠腫とグリア細胞腫）が発症し、一〜七％のシュワン細胞腫が発症した。照射したメスと、照射しないオスとメスにはこの二種類の腫瘍は発症しなかった。腫瘍発生部位は、グリオーマが脳で、シュワン細胞腫が心臓である。グリオーマとシュワン細胞腫を携帯電話と関連づけている疫学研究はいくつもある。シュワン細胞腫は今回心臓で発生したが、内耳を脳につなぐ神経である頭蓋神経を包む鞘は、シュワン細胞でできている。この部分の腫瘍は聴神経腫という。つまり聴神経腫はシュワン細胞腫の一種で、聴神経腫と携帯電話の関係を見い出す疫学研究はいくつか存在する。今回の研究では、二つの腫瘍発生数と電磁波量は「量反応関係」（電磁波量が多いほど、腫瘍発生率が高くなる）を示した。

今回の研究は、①研究機関が信頼できること、②対象ラット数が圧倒的に多いこと、③照射期間が全生涯と長いこと、④量反応関係を示したこと、から携帯電話等の無線機器から出る電磁波の慢性被曝と発がんの関係を示す有力な証拠となるであろう。九時間照射は長いように思えるが、米国の女性はブラジャーに携帯電話をこの位長い時間着けているケースは珍しくないという。

この研究の最終報告は二〇一七年に発表が予定されているため、二〇一六年度中にも発表が期待されている「WHO高周波環境保健基準」には残念ながら反映されない。しかし、本堂毅東北大准教授は「電磁波の発がん性を調べた動物実験の中でも、最も厳密かつ大規模なものといえる。IARCの発がん性評価に変更を迫ることになるのでは」と語っている。現在の「2B」（発がん性可能性あり）から「2A」（発がん性のおそれがある）に、一ランク格上げされるに値する画期的研究である。

7　「脳腫瘍の原因は携帯電話」の判決出る～イタリア・ブレッシア労働高裁判決

二〇〇九年一二月、イタリアのブレッシア市にある労働控訴裁判所（高裁）が「脳腫瘍の原因は、仕事で長時間携帯電話を使用したことにある」という判決を出した。携帯電話が脳腫瘍の原因であると司法判決が下したのは、イタリアのみならずEU（欧州連合）加盟国では初めてのことだ。米国でも携帯電話電磁波が脳腫瘍の原因だとする訴訟が一九九〇年代から起こされているが、米国ではまだ勝訴判決はない。したがって、このブレッシア判決はすこぶる影響が大きい。

ブレッシア市は人口一九万人の工業都市で、トリノ～ミラノ～ベネチアを結ぶイタリア北部の幹線道路沿いにある。位置はミラノとベローナのちょうど中間地点である。

ブレッシアにある会社で顧客サービス業務に従事していたイノセンゾ・マルコリーニさんは、仕事柄、一日五時間以上携帯電話を使用せざるをえなかった。一〇年間勤務したので延べ一万五〇〇〇時間以上携帯電話を使用している計算になる。その結果、二〇〇二年に頭部左側に三叉神経腫瘍（脳腫瘍の一種）が発生した。マルコリーニさんは現在でも顔面マヒ症状が治っていない。

マルコリーニさんは、イタリア労働保険機構（ＩＮＡＩＬ）を相手取り、「脳腫瘍は仕事で携帯電話を使用せざるをえなかったために発生した」として、労働裁判所に提訴した。その結果、第一審に続き、第二審にあたる控訴審で冒頭のような判決が出た。

「労働裁判所」というのは日本にないので説明する。イタリアなど欧州諸国は伝統的に労働組合の力が強いので、労働事件に関する紛争を扱う特別な裁判所として労働裁判所がある。労働裁判所は通常の裁判同様、三審制を敷いている。

判決は、「障害の八〇％は仕事が原因である」と原告の主張を認めた。裁判では、パヴィア大学のアンジェロ・レビス教授（生物学専攻）と、神経外科医のジョセフ・グラッソ医師が原告側証人として証言した。二人は、原告は右利きのため携帯電話は通常左で持つため、頭部左側に脳腫瘍が発生したとし、この事実はスウェーデンのがん学者レナート・ハーデル博士の研究結果と一致する、と証言した。さらに、原告のマルコリーニさんの携帯電話使用時間と使用期間がすこぶる長いことも重要な要素だ、と証言した。判決はこの二人の証言を採用した。

アンジェロ・レビス教授は、証言の中で、ブレッシアと同じイタリア北部にあるクレモーナ町に住むストラディオッチさんの病状について付言した。ステラディオッチさんもマルコリーニさん同様、顧客サービス業務に従事していたため、携帯電話を二九年間・三万時間以上使用していた。そのため悪性の耳下腺腫に罹り、マルコリーニさん同様、イタリア労働保険機構（ＩＮＡＩＬ）を相手取り訴訟を起こしている。レビス教授は、「携帯電話使用期間の長さは重要な要素で、ハーデル研究によると、携帯電話を五〇〇～二〇〇〇時間使用するか、または少なくても一〇～一五年間使用すると頭部に腫瘍が有意に発症増加する」と証言した。

8　携帯電話使用に警告を発する三つの情報

1　ドイツの医師たちによる電磁波危機アピール「フライブルグ宣言」

二〇〇二年一〇月九日、ドイツの医師一〇〇〇人以上が、携帯電話やコードレス電話などの高周波電磁波被曝が健康に与えることを懸念して、ドイツ連邦議会、欧州議会、欧州委員会に提出するため採択した提言書が、以下の「フライブルグ提言」(Freiburger Appell)である。その後、ドイツ人を中心に一〇〇〇人を超える医師が署名し、三万五〇〇〇人(うちドイツ国外から三〇〇〇人)の市長等政治家を含む個人・団体からの賛同署名がフライブルグ宣言に寄せられている。フライブルグ市は南ドイツにある学園都市で、「環境都市」としてごみ問題をはじめドイツ内で常に先進的な取り組みをする地域として知られる。

フライブルグ宣言

ヒトの健康への強い懸念から、環境医学をはじめ全ての専門分野の開業医として、我々は、医師団体、公共保健衛生制度の要職者、政治家、そして世論に対して、この提言を訴える。

近年の患者の診察において、特に下記の症状の深刻な慢性疾患の劇的な増加が見られる。

・子供の学習障害、集中力の障害、行動障害(多動性症候群)

・血圧の異常による薬剤の副作用の過剰化
・不整脈
・心筋梗塞、脳卒中の低年齢化
・脳機能退化の疾患（アルツハイマー病など）、てんかん
・白血病、脳腫瘍などのガン

また、心身症と誤診されることが多い下記の症状の増加傾向が見られる。

・頭痛、偏頭痛
・慢性疲労
・精神不安定
・睡眠障害と日中の眠気
・耳鳴り
・免疫力の低下
・通例の原因では説明がつかない神経および軟部組織の痛み

患者の居住環境や習慣を問診によって知った結果、発症と下記によるパルス付き高周波の被曝とには、明らかな時間的空間的関係があることが分かった。

・患者の近隣地における携帯電話施設の設置

・携帯電話の多用
・自宅あるいは近隣におけるデジタル・コードレスフォンの購入
下記の理由から、この関係は我々にはもはや単なる偶然の一致とは思えない。
・電磁波強度の高い地域や集合住宅において特定の疾患の頻発が顕著である。
・患者の近隣における電磁波強度を低減または除去することにより、何カ月も何年も続いた不調が短期間のうちに消滅、改善する症例が顕著である。
・建物との関連における生物学的調査を行うと、患者の居所には過度の高周波が確認されることが顕著である。

我々は、日常の診察経験に基づき、一九九二年に導入され今や空間を網羅した技術である携帯電話、そして一九九五年以降販売されているデジタル・コードレスホンを、この健康被害をもたらす根本的な引き金であると見なす！　もはや、このパルス波を伴うマイクロ波は誰にも不可避な状況にある。この電磁波が既存の化学的物理的環境影響要因のリスクを高め、さらに免疫力を阻害するので、体内の調節メカニズムが働かなくなる可能性がある。特に、妊婦、子供、青少年、高齢者、病人が影響を受けやすい。

健康回復のための医師の治療努力の成果が見られない症例が増えている。なぜなら、住居や職場、とりわけ、我々がリラックス、回復、治癒において特に重要な場所と見なす子供部屋や寝室において電磁波が遮蔽されることなく照射されていることが、ストレスを不断に引き起こし、患者の根本的な休養を妨げているからである。

ドイツの法廷が携帯電話による危険性は単に仮説に過ぎないとの見解を示したからには、この憂慮される事態について、我々は自らの所見を公表する義務があると自認する（カールスルーエのドイツ連邦憲法裁判所、マンハイムの行政裁判所における二〇〇二年春の判例を参照のこと）。

我々が日常の診察で経験していることは、仮説などとは全く言えないものである。我々は、慢性疾患の患者の増加は、携帯電話の電磁波からの短期的影響、そして特に長期的影響からの防護を設定基準とせず、すでにとうの昔に危険と認識された値を踏襲しただけの無責任な規制値設定施策の結果と見ている。我々は、このことが多くの人間の健康を脅かされる大いに真剣に受け止めるべき結果を招いた発端と捉えている。

我々はもはや、実証可能な研究報告を無視し、再三にわたって産業界の影響を受けてきた現実に即していない研究報告を持ち出すことで、一時的になだめられるのに甘んじてはいられない。我々は、今取り組むことが急務であると考える！

我々医師は、患者の弁護人としての立場にある。健康を侵害されることなく生きるという基本的人権が危険にさらされている被害者のために、政治や公共保健衛生制度の要職者に対して下記の施策を求める。

貴下のあらゆる影響力を行使して我々の要求を支持していただくことを願う。

・緊急措置および暫定規制として、利害関係にとらわれない評価を導入前に行ったうえでの健康への影響が無い新たな通信技術を導入すること。

・規制値と送信出力、特に寝室や療養の場における電磁波被曝を生体に影響の無い値に大幅に低減すること。

・電磁波被曝量の倍増を招くので、これ以上の携帯電話基地局の整備拡大をしない。

・基地局の設置計画における住民および自治体の発言権。民主主義では当然のことである。

・一般市民および特に携帯電話のユーザーに対して、電磁場の健康へのリスクと個人の対応策について説明すること。

・携帯電話の使用を、子供は禁止とし、青少年は制限付きとする。

・禁煙と同様に、幼稚園、学校、病院、老人ホーム、催事場、公共機関の建物、交通機関における携帯電話およびデジタル・コードレスホンの使用禁止。

・自動車進入区域と同様に、携帯電話、無線電話使用不可区域の設定。

・電磁波強度の低減、実使用時間の制限、生体への危険があるパルス波の除去を意図したデジタル・コードレスホンの規格の改訂。

・既出の多数の危険性を指摘する調査結果と我々の医学的所見を盛り込んだ、産業界から独立した調査研究。

（翻訳　加藤尚子さん）

2　ロシア非電離放射線防護委員会委員長声明（二〇〇八年四月）

ロシアはフランス、イスラエルと並んで電磁波問題への政府の取り組みが最も進んだ国である。すでに①一六歳未満は携帯電話を使うべきでない、②妊婦は携帯電話を使うべきでない、③てんかん等の病気を持っている人は携帯電話を使うべきでない、④携帯電話使用は一回三分以内に抑えるべきで、次に使う場合はインターバルとして一五分間空けること、等の勧告をロシア非電離放射線防護委員会（政府機関）は出している。

そのロシアが二〇〇八年四月一四日、ロシア非電離放射線防護委員会委員長名で以下の声明を出した。

ロシア非電離放射線防護委員会

子どもと携帯電話：次世代の健康が危険にさらされている

生まれたその日から、世界のほとんどの子どもたちや一〇代の若者たちは携帯電話電磁波（ＥＭＦ）による潜在的悪影響を継続的に受ける状況に置かれる。

電磁波は、一般的にヒトの健康に影響を与えるだけでなく、行動や思考を含む神経活動プロセスにもより影響を与える、という意味で重要な生体影響要因である。携帯電話を使用していると、放射線は直接脳に影響を与える。

一八歳未満は携帯電話を使うべきでないとする、（ロシア）保健省衛生規則に載っている勧告があるにもかかわらず、子どもたちと一〇代の若者たちに対し、携帯電話メーカーは市場ターゲットとして狙っている。

携帯電話のマイクロ波曝露に関わる現行安全基準は成人を対象に策定されており、子どもたちに特有な器官的性質には配慮はされていない。WHOは、携帯電話のEMF（電磁波）の潜在的悪影響から子どもの健康を守ることは最も優先されるべきだ、と見なしている。この「子どもたちの健康を守ることは最優先課題だ」という考えは、欧州委員会科学委員会、欧州やアジアの政府機関、EMFの生物学的影響に関する国際科学会議の参加者たちからも認められている。

子どもの健康へのEMF（電磁波）の潜在的影響度は高い

ー子どもの頭への電磁エネルギー吸収は、大人の頭への吸収よりはるかに大きい（子どもの脳は大人の脳より伝導率が高いし、サイズも小さいし、頭蓋骨も薄い、かつ脳とアンテナの距離も近い等）。

ー子どもの器官は大人の器官よりEMFの影響を受けやすい。

ー子どもの脳は、EMFの慢性的曝露条件下で悪影響の蓄積を、より受けやすい。

ーEMFは、神経活動のプロセス形成に、より強い影響を与える。

ー昨今の子どもたちは大人たちより、携帯電話使用時間がはるかに長い。

ロシア非電離放射線防護委員会の見解によれば、子どもたちが携帯電話を使うことで、近い将来、次に掲げるような健康ハザードに直面する可能性がある。それは、一時的記憶喪失、注意力低下、学習力や認識力の低下、いらいら増加、睡眠障害、ストレス意識増加、てんかん傾向増加、である。

将来における健康リスクの可能性：
脳腫瘍、聴覚前庭神経腫瘍（二五歳〜三〇歳）、アルツハイマー病、痴呆症、うつ症候群、一種の脳神経組織退化（五〇歳〜六〇歳）。

ロシア非電離放射線防護委員会のメンバーたちは、携帯電話システムのEMF影響から子どもたちの健康を守ることが喫緊の課題である、と強調する。私たちは、この来たるべき脅威に社会全体が最大の関心を払うよう、また次世代の健康にネガティブ（否定的）な結果がもたらされるのを防ぐため、十分な措置をとるよう政府機関に要請する。

情報通信を使う子どもたちには、EMF放射線が脳や健康に影響を与えリスクをもたらすということが理解できない。私たちは、電磁波のリスクがタバコによる健康リスクとたいして変わらないと信じている。対応への怠慢がゆえに、子どもたちの健康がダメージを受けることがないようにするのが、私たち専門家の義務である。

ロシア非電離放射線防護委員会メンバーを代表して
委員長名サイン

二〇〇八年四月一四日

3　ピッツバーグ大学がん研究所の「携帯電話使用のための一〇の予防策」

米国ピッツパーグ大学がん研究所が「携帯電話使用のための一〇の予防策」を勧告しているので紹介する。

一〇の予防策

ヒトへの携帯電話電磁波の発がん影響に関しては、タバコやアスベストのような決定的な証明がないため、「防止策」(preventative measures)の必要性を主張することはできない。長期間の観察に基づくより決定的なデータが今後出ることを見越して、携帯電話ユーザーに対し、重要で慎重でシンプルな「予防策」(measures of precaution)を共有することが、現段階のデータから私たちができることである。いくつかの国や国際的報告書では、すでにそうした様々な提案がなされている。そうした予防策は、すでにがんで苦しんでいる人や病気を促進する外的要因を除こうとしている人にとって重要なことと思える。

1　緊急時を除いて、子どもには携帯電話を使わせない。胎児や子どもは器官が発達段階なので、EMF(電磁場)曝露の潜在的影響をとても受けやすいように思える。

2　携帯電話を使う時は、できる限り携帯電話を体から離すようにする。EMFの強度は二インチ(約五cm)離れると、携帯電話を密着させた場合の四分の一に減り、三フィート(約九〇cm)離れると五〇分の一に減る。可能ならばいつでも「スピーカーフォンモード」(携帯電話を手に持たず通話できる方法)や無線ブルートゥースを使いなさい。そうすれば、EMFは一〇〇分の一以下になる。付属品のヘッドセットも曝露を低減させるだろう。

3　あなたの携帯電話から出るEMFが周りの人に曝露させてしまうような場所、たとえばバス車内のような場所では、携帯電話は使わないように。

4　いつでも携帯電話を身に付けて持ち運ぶのは避けなさい。夜中に、枕の下やベッド脇の小机のような、あなたの身の周りに携帯電話を置かないように。特に妊婦は注意すること。また、ＥＭＦが携帯電話から発しない状態である「フライト」や「オフライン」モードにしておくこと。

5　携帯電話を身に付けて持ち運ばなければならない時は、キーパッド（操作パネルのある側）を体側に向け、裏側を体の外側に向けておくのが望ましい。そうすれば、携帯電話の厚さにもよるが、曝露低減に役立つ。

6　電磁波の生体への影響は曝露時間と直接関係するので、連絡をとる時だけ携帯電話を使うとか、使用時間を数分間に限定して使え。長電話の場合は、コードレス電話でなく固定電話を使え。コードレス電話も携帯電話と同じ技術なのでＥＭＦを発するからだ。

7　ＥＭＦは携帯電話がつながる時に多く出る。だから曝露を少なくするような使い方をしろ。たとえば、携帯電話が相手とつながるまでは（発信音を出している間は）、携帯電話を耳に当てないようにする。そうすれば、耳の近くで携帯電話が放出するＥＭＦの曝露を少なくできるし、曝露時間も少なくできる。

8　送受信電波が弱い時や、高速で移動している時は、なるべく携帯電話を使うな。たとえば、車で移動している時や電車内にいる時だ。移動している時は、中継アンテナ基地局が次々代わるため、携帯電話は新しい中継アンテナ基地局とつながろうとして何回も発信する。そのため、携帯電話の出力は自動的に最大化するからだ。

9　可能ならば、通話よりテキストメッセージ（メール）を使いなさい。そのほうが、曝露時間は減るし、体からも離れるからだ。

10　携帯電話はＳＡＲがもっとも低い機種を選べ。メーカーごとの機器の最新ＳＡＲ表はインターネットの「携帯電話ＳＡＲ表」で検索できる。

（筆者注：ＳＡＲとは、特異吸収率（Specific Absorb Rate）のことで、携帯電話からどの位の電磁波エネルギーが出ているかを示す値。ＳＡＲが高ければそれだけ曝露量は多くなる。日本でもインターネットで携帯電話機種ごとのＳＡＲは検索できる）

第Ⅲ章　変電所はなぜ危ないのか

——極低周波発生源の問題

第Ⅰ章（基地局問題）と第Ⅱ章（携帯電話）は主として高周波電磁波の問題である。この章では周波数五〇ヘルツ（東日本）、六〇ヘルツ（西日本）の極低周波（ごくていしゅうは）の問題を取り上げる。

極低周波問題はエジソンが電灯を発明して以来、百年以上にわたる歴史があり、疫学調査データも高周波よりはるかにそろっている。いわゆる「電気は安全なのかどうなのか」という問題であるが、極低周波についてはＷＨＯ（世界保健機関）が二〇〇七年六月一八日に「環境保健基準」（ＥＨＣ）を発表しており、疫学調査では「三〜四ミリガウス＝mG（〇・三〜〇・四マイクロテスラ＝μT）で小児白血病発症リスクが約二倍以上」という線で国際的合意が形成されている。環境保健基準については後で取り上げる。

極低周波問題には、高圧送電線、変電所、電柱と電柱の間に張った配電線、家庭の電気配線、すべての電気製品、パソコン、と様々ある。ここでは二つの問題を取り上げる。極低周波問題を詳しく知りたい人は、『誰でもわかる電磁問題』（大久保貞利著　緑風出版）を、またどんな電気製品からどの位の電磁波が出るかを知りたい人は、『暮らしの中の電磁波測定』（電磁波問題市民研究会、緑風出版）を読んでいただきたい。

1　寝耳に水、駅構内に変電所ができる〜田園都市線すずかけ台駅問題

「駅構内に変電所を建てる」という張り紙がきっかけ

東急田園都市線は東京都渋谷区の渋谷駅を起点に神奈川県大和市の中央林間駅までを結ぶ東急電鉄の鉄道路線である。渋谷駅から世田谷区の二子玉川駅まではかつて新玉川線という名称だった。東京生ま

れの筆者にはこのほうがわかりやすい。現在は、東京メトロ（地下鉄）の半蔵門線と連絡していて便利な路線である。

田園都市線の「すずかけ台駅」は、渋谷駅からみて急行停車駅長津田駅の二つ先の普通停車駅だ。行政区域は東京都町田市である。

すずかけ台駅のホームに二〇〇七年一〇月中旬、「駅構内にすずかけ台変電所を建設する旨」の張り紙があった。小さな紙で気に留めなければ見過ごすほどの大きさだった。すずかけ台駅前に一三階建、九六戸の大型マンションがほんの三カ月前の六月に竣工し、七月から入居を開始していた。たまたまその張り紙を見つけたのは、その新築マンション住民のBさんだった。変電所ができる話は事前にマンション売主の不動産会社から一切なかった。分譲住宅は一戸建てであれ、マンションであれ、一生涯で最大の買い物である。入居時というのはどの家族も、夢一杯、希望一杯で幸せムードに包まれている時期だ。当然、買う側は周囲の環境もあらかじめ条件に入れて住宅を購入する。もし、駅構内に変電所（鉄道変電所）が建設されることが事前にわかっていれば、購入しなかったかもしれない。寝耳に水とはこのことだ。

Bさんは、急いで張り紙に記載されている東急建設に問い合わせると、「当該工事は八月二九日に、すでに住民説明を終了している」という返事が返ってきた。Bさんの住む新築マンションは計画されている変電所から一番近いマンションである。しかし、マンション住民にはまったく説明はなかった。八月二九日の住民説明とは、地域の自治会役員を対象としたもので、変電所から一番近いすなわち一番影響を受ける当該マンション抜きの説明だったのだ。

東急はその一年八カ月前から計画していた

その後調べたら、東急は「二〇〇一年に田園都市線の田奈変電所で起こった落雷事故で鉄道運用に支障をきたしたため、田奈変電所以外にも変電所を増設することが必要と考え、二〇〇六年二月にすずかけ台駅構内に変電所を建設することを社内決定した」ことがわかった。つまり、Bさんが張り紙を見た一年八カ月前に、東急は変電所建設を決めていたのである。そして二〇〇七年二月には町田市に建築申請し、同年五月に許可も下りていた。したがって、東急は当該マンションの建設不動産会社に鉄道変電所計画を速やかに伝えるべきだったのだ。ちなみに不動産の売買には「重要事項説明書」の提示が必要だが、建設不動産会社は東急から事前に説明を受けていなかったので、重要事項説明書には変電所建設計画は書かれていない。

すずかけ台変電所建設計画の概要は次のようだ。工事箇所はすずかけ台駅構内の法面(のりめん)（傾斜面）。すずかけ台駅付近の田園都市線は周囲より低いところを走っているので、すずかけ台駅のホームは周囲より下にある。そしてホームの東側傾斜面に変電所は建設される。面積は四四三・七四㎡。工事期間は二〇〇七年九月～二〇〇九年三月末。建設理由は田園都市線への電力安定供給のため。東京電力の地下高圧送電線六万六〇〇〇ボルト線を変電所建物内に引き込み、電車用の一五〇〇ボルトに落とすという高圧変電所である。

変電所から出る電磁波の影響については住民たちもよくわからないので、二〇〇七年一一月二五日に開かれたマンションの住民協議会に筆者が招かれ、緊急学習会が開かれた。住民協議会は直近の東急とのやりとりや経過を住民に報告するための場で、その場には市議会議員や周辺の商店会役員や老人会役員等も出席し、全体で七〇人規模であった。

マンション住民たちの対応は素早く、顧問弁護士も決め、東急に対し①住民説明会の開催、②当面一二月一二日（二〇〇七年）までは工事をストップする、ことを決めた。

東急を包囲する陣営の構築

東急の言い分は「法律上、近隣説明が必要なものではない。ただ、工事で迷惑をかけるので地元自治会には今年（二〇〇七年）八月に説明をした。当該マンションの管理組合は当時自治会に未加入だったので説明しなかった」というものだ。東急は西武とならんで首都圏のトップレベルの私鉄だ。たんに鉄道会社というより鉄道沿線の開発も手掛ける「総合デベロッパー」である。その影響力は半端ではない。「東急の敷地になにを建てようが、他人が口出しする問題ではない。法律にも触れていない」という姿勢である。

である以上、住民たちも通り一遍の取り組みでは勝てない。そこでBさんを中心に住民たちは戦線の拡大を図った。二〇〇七年一二月議会ですずかけ台変電所問題は取り上げられ、同年一二月一一日付『朝日新聞』（地域版）でも写真入り七段抜きで大きく報じられた。翌二〇〇八年一月二〇日、住民たちは「第一回講演・報告会」を開いた。講演会講師には北里大学名誉教授の宮田幹夫氏を招き、市議会議員、周辺自治会役員、商店街役員等を含めて参加者は一〇〇名を超え、東急を包囲する陣営は着々と構築された。

宮田幹夫氏を招いた「第一回講演・報告会」に続き、二〇〇八年三月一六日に「第二回講演、報告会」が開かれた。第二回は米国ニューヨーク州弁護士の資格を持つA氏を招き、「東急すずかけ台変電所事件にみる企業コンプライアンス」をテーマにした。この時の参加者は約八〇名だった。

巨大な相手と闘う以上、相手の弱点となる部分をいかに衝くかが鍵となる。最近の企業は「コンプライアンス問題」を重視している。コンプライアンスとは、「法令遵守」と訳され、日本では「企業活動が法令に抵触していないかどうか」と狭く解釈される場合が多い。しかし、米国でこの問題が浮上したのはそんな限定した問題ではない。訴訟社会の米国では「法令遵守」は当たり前で、そういう狭い意味ではなく、企業が企業市民として自ら定めた自主行動規範や内部規則をきちんと遵守（順守）しているかどうか、さらにはそのためのルールづくり、手続きの整備、体制づくりまで含めた「コンプライアンス問題」（企業市民として規範を守ること）が提起されている。

具体的事例を挙げれば、「赤福事件」がある。伊勢の銘菓赤福の事件とは、ただ賞味期限を守っていたかどうか（狭い意味の法令遵守）が問題なのではなく、企業として客との信頼関係や、食べ物を扱う企業として厳しい管理と倫理が大事なのであって、そこにこそ「企業・赤福」の本来の姿勢がある。そうした創業者の精神を忘れて、営利優先に走ったがゆえの「事件」なのである。一度踏み外した場合の影響は測り知れず、雪印食品に至っては廃業まで追い込まれた。こうした広い意味でのコンプライアンスが確立していない企業は、今後も同じ過ちを繰り返すのではないかと思われ、深刻なダメージを受ける。だから企業の社会的責任として、企業はただ利益（儲け）を上げるだけでなく、コンプライアンス遵守がとても大事な時代になってきている、というのが米国で提起され、日本の日本経団連でも重要視されているコンプライアンス問題なのである。

東急はコンプライアンスを守っていない企業だ

東急は、すずかけ台変電所建設問題で「法律に違反していない」とか「一部住民に説明すれば足りる」という姿勢だ。それでいて、東急の企業ホームページに掲載されている「東急グループコンプライアンス指針」では、「お客さまに誠実に情報を提供する」とか「他者の財産や権利を最大限尊重し、公正と優しさの観点から最適な経営資源の調達を行います」とか「地域社会との協調・連携をはかるとともにとても立派な行動規範を掲げている。

これをすずかけ台変電所建設問題に当てはめてみよう。

①変電所建設計画をすぐ近くのマンション住民に説明しない。（マンション住民も東急のお客さまであり、誠実に情報提供していない）

②変電所が建設されれば、周辺のマンション資産価値が下がるおそれがある。（他者の財産や権利を尊重していない）

③すずかけ台駅の駅前広場に「南つくし野　町づくり宣言」と書かれた建築協約看板がある。周辺住民に変電所建設計画を事前に説明しないのはこの建築協約を無視した行為である。（地域社会との協調、連携をはかっていない）

さらに、東急の問題点は「リスクコミュニケーション」がなされていないことだ。企業は消費者や住民に対し、リスクを説明する義務がある。なぜかというと、企業と住民とでは情報量に大きな差がある。地域との共生を企業が目指すならば、情報量の違いを踏まえて企業は住民に対し、公平な対応をして当然である。変電所のリスクについて、東急は誠意ある情報提供をすべきであって、それをしていない東急の姿勢は「リスクコミュニケーション」が欠如していると非難されてもしかたがない。

時系列でみると、始めに東急は変電所を計画し、後からマンション住民が住みだしたように現象的には見える。しかし実際は、東急は変電所建設計画を誰にでもわかるように掲示・発表をしていないので、住民たちはマンションに住んでから変電所の計画を知ったというのが事実である。これは「迷惑施設が後から来た」と考えていい。

この点でも東急に責任がある。企業活動のまずさやつけを社会や環境にしわ寄せしてはならない。

講演したA氏は日本経団連で「企業コンプライアンス問題」を指導しているこの道の第一人者である。東急というとてつもなく大きな相手に、ややもするとひるむ状況が生まれかねない中で、A氏の話は住民に勇気を与えた。

創意と工夫こらした住民の取り組みが東急を追い詰めた

二〇〇八年五月一八日には「第三回講演・報告会」が開かれ、やり手のO弁護士が講演した。とにかく、すずかけ台変電所問題での住民たちの人脈の広さには驚く。O弁護士の講演もユニークだった。講演テーマは「コーポレートガバナンス及び内部統制制度との関係」で、えらく専門的で難解な文字が並ぶ題名だった。だが中身はすこぶる実践的なものだった。

コーポレートガバナンスとは、「企業統治」の意味で、企業経営者は常に企業価値を最大化する責任をもって経営にあたらねばならないということだ。この場合の企業価値とは、株主に対しても、従業員に対しても、地域や社会に対しても、責任を負うということだ。小泉・竹中改革やホリエモンが言うような、「株主に対して責任を負う」というような矮小なことではない。「内部統制制度」とは、そうした企業の責任遂行が口先だけでなく、実際に機能しているかをきちんと監視し、保障していく制度のことである。

いかにこの話が実践的かみていこう。

東急は、「東急グループコンプライアンス」で前に述べたように、たいへん立派なことを言っている。しかし、すずかけ台変電所建設問題では、旧態依然とした大企業の横暴さ丸出しの対応で、変電所の資料一つとっても小出しにしか提出せず、具体的で詳細で説得性のある資料は出してこない。こうした企業エゴ丸出しの態度は、東急のブランド価値を高めるどころか、価値を毀損する行為である。

東急は曲がりなりにも一流企業で、コンプライアンスは守ると表明している企業である。だとすると、東急の取締役会（重役会）は自ら掲げたコンプライアンスに違反してはならないし、もし違反した場合は、監査役は取締役会に対し是正を求める義務がある。

これまでの監査役は「閑散役」と揶揄されるほどお飾り的な存在だった。だが、コンプライアンスを守り、かつそうした企業の責任追及を行い、機能させていく内部統制制度が入った以上、監査役の役割は重大で、コンプライアンスを守らない取締役会に「コンプライアンスを守るよう」指導しなくてはならない。そして、もしそのような迫力ある行動を監査役が行わなければ、監査役は訴追されることも覚悟しなければならない。

このO弁護士の提言の下、住民たちは、具体的に監査役に対し、「監査役としての当然の役目を果たすよう」文書で迫った。この条理にかなった、現代的な戦法が功を奏し、さしもの東急も住民に白い旗を上げざるをえなくなった。

ついに変電所建設計画白紙撤回に

二〇〇八年六月二日、東急の代理人（弁護士）から「本件計画（変電所建設計画）は取りやめる」、との文書が住民側に届いた。建設計画が中止になった理由は、住民たちが幅広く戦線を拡大し、かつ創意と工夫に満ちた戦術を駆使した結果であるのは明白だった。しかし、東急はどこまでもメンツにこだわった。東急の文書によると、「（すずかけ台駅以外の場所で）電力をバッテリーに貯蔵するシステムを新設する」ので中止にしたというのだ。

どういうシステムかというと、「電車がブレーキをかけた際に発生する電力をバッテリーにたくわえ、それを走行する電車に供給するもの」であり、「バッテリーに貯蔵された電力を送り、電車の安定運行を支援するシステム」とのことだ。だから、「電力の有効活用を図るという環境に配慮したもの」なのだそ

変電所建設、住民が反発

町田のマンション近く、東急が計画

東急電鉄（渋谷区）が、田園都市線すずかけ台駅（町田市南つくし野3丁目）構内に計画している変電所に対し、近くのマンション住民から「白紙撤回」を求める声が上がっている。昨年7月に売り出し、今年7月に入居が始まってから現在に至るまで、マンション住民への説明会は一度も開かれていない。住民側は「電磁波の影響も心配される嫌悪施設。事前に知っていたら入居しなかった人もいる」と反発している。（永沼仁）

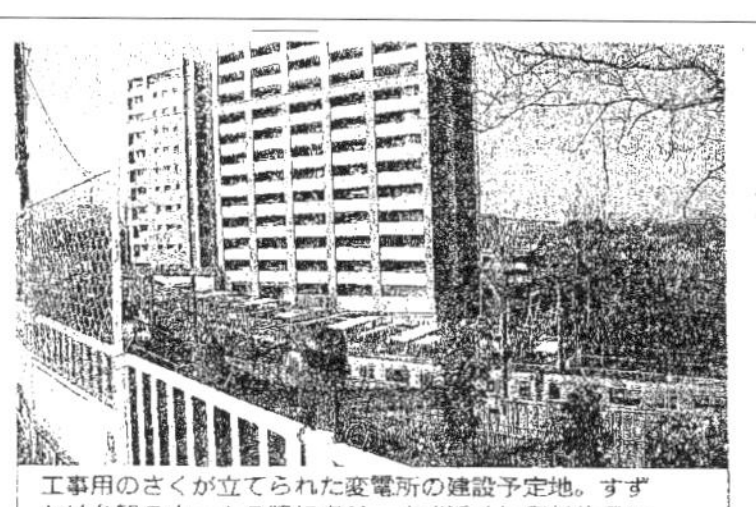

工事用のさくが立てられた変電所の建設予定地。すずかけ台駅のホームの脇にあり、すぐ近くに反対住民の住むマンションが建つ＝町田市南つくし野3丁目で

住民「電磁波の影響心配」
東急「法的には説明不要」

計画に反対しているのは、13階建てマンション「コスモフォーラムすずかけ台駅前」（86戸）の管理組合。建物は変電所の予定地から最短で約30㍍の場所にある。

組合によれば9月、駅構内に工事用の鉄板が立てられ、10月になり駅のホームに告知が張り出されて初めて計画を知った。東急電鉄に連絡したが、納得のいく説明がなかったとして、組合として白紙撤回を求める決議を採択。11月には対策協議会を設置した。

マンションを分譲したコスモスイニシア（千代田区）も、「東急からの話が全くなく、住民から知らされて驚いている。遺憾に思う。今は説明を求めているところで、善処を求めていきたい」と話す。

東急電鉄によると、変電所は延べ床面積約440平方㍍。6万6千ボルトの高圧線を引き込み、電車用に1500ボルトに落とす。昨年3月に社内決定し、今年5月に町田市が建築確認した。9月に工事準備を始めたが、現在は作業を止めている。完成予定は09年3月。

管理組合の小室裕一理事長(43)は「変電所は不動産取引では『重要事項』として説明が必要。しかも、この地区には建築協約があり、快適な住環境を守るためのルールがある。マンションの建設を知りながら、売り主や住民に計画を知らせなかったのはおかしい」と話す。

3人の子どもを持つ住民は「高圧線の通る鉄塔などの下は避けようと思って、この物件を買った。健康被害が出るかもしれないと思うと耐え難い」と憤る。

これに対し東急電鉄は「法律上、近隣説明が必要なものではない。ただ、工事で迷惑をかけるので地元自治会には今年8月に説明をした。組合は自治会に未加入だったので説明しなかった」と話す。

また、今後の住民説明会については協議中とし、「施設の安全性についても説明し、理解を得たい」と話す。

環境維持協約、東急に伝えず　町田市

東急電鉄の変電所建設計画は10日、町田市議会一般質問でも取り上げられた。東急側が建築確認を申請した際、住環境を維持するため地元自治会が建築協約を定めていることを、市が東急に伝えていなかったことが明らかになった。市側は「（住民への）事前周知の対象にならず、行政指導には限界がある」などと答弁した。

谷沢和夫議員（民主党・社民ネット）が取り上げ、市が地元の建築協約について東急側に説明するのは「地元との約束のはず」とただした。市側は「いただいた図面では協約区域から外れていたので説明していない」などと答弁した。

新聞も大きく扱った！

朝日新聞多摩版
2007年12月11日

すずかけ台変電所問題を報じる朝日新聞2007年12月11日付多摩版

うだ。

なんとも不真面目な言い訳だ。住民たちは、変電所建設そのものに反対したわけではない。変電所が必要だとしても、沿線に住居が建っていない場所はあるし、なぜそういうところを選ばず、駅構内という人が常時いる場所を選定したのか、ということ。それと事前に周辺住民に建設計画を明らかにし、納得のいく説明責任を果たしていないことに怒ったのである。

すずかけ台駅構内が変電所建設の適地としたのは、「総合的に判断した結果だ」と言っていたのは東急自身である。こんな〝環境に配慮した〟システムがあったのなら、始めからそれを採用すればいいのだ。もし、これが言い訳でなく、本当に画期的な発明ならば、「今後一切変電所を建設しない」と宣言すればいい。

すずかけ台変電所建設反対運動は、電磁波問題にとって貴重な経験であり、今後につながる成果である。

勝利の要因は、第一に、マンション住民の団結がゆるがなかったことである。闘う拠点の構築はとっても大事なことだ。

第二に、住民側に明確な戦略と具体的な戦術があったことだ。明確な戦略とは、理不尽な東急のみを〝敵〟と位置づけ、幅広い陣営を味方につけて、正々堂々と闘う路線を堅持したことだ。戦術としては、専門家、市議会、周辺住民団体、マスコミに積極的に働きかけ、いろいろな意見を謙虚に聞き、使える戦術を柔軟に取り入れたことだ。適宜講演会や報告会を開き、ビラまき等で情報を伝え、東急との交渉も効果的に展開したことも重要な点だ。

第三に、「会社法の駆使」というユニークな戦法を採用したことだ。東急グループコンプライアンスと実際の変電所建設計画がいかに乖離しているか、を鋭く突く今回の取り組みは、全国の今後の闘いに応用できるすぐれた戦法である。

最後に、住民が東急と確認した二項目を紹介する。

①東急が交渉時に表明していた「地域の建築協約を守る由縁はない」との趣旨の考えを撤回し、協約を尊重する。

②すずかけ台駅構内に今後、変電所あるいはそれに類する施設、及び住民に不安を与える施設は建設しない。

2　巨大無人コンピュータビルが住宅街に建つ～文京区千駄木

地上八階のビルなのに、高さはなんと四九メートルもある

東京都文京区千駄木（せんだぎ）は、上野谷中（やなか）や根津に隣接する下町情緒あふれる地域である。東京メトロ千代田線千駄木駅のすぐ近くにＮＴＴの敷地がある。そのＮＴＴの敷地内に、高さ八階の「ＮＴＴ駒込第二ビル」を建設するので、二〇〇八年二月二八日に建築説明会を開きたい、という「お知らせ」が地域に回った。「お知らせ」が回ったのは、建築説明会のわずか一週間前のことだ。

首都東京の二三区で八階建てのビルはそれほど違和感はない。

ところが、説明会に来た住民たちは実際に説明を聞いてみてびっくりした。「地上八階、地下二階」と

千駄木の NTT 巨大コンピュータービル変更案

変更前

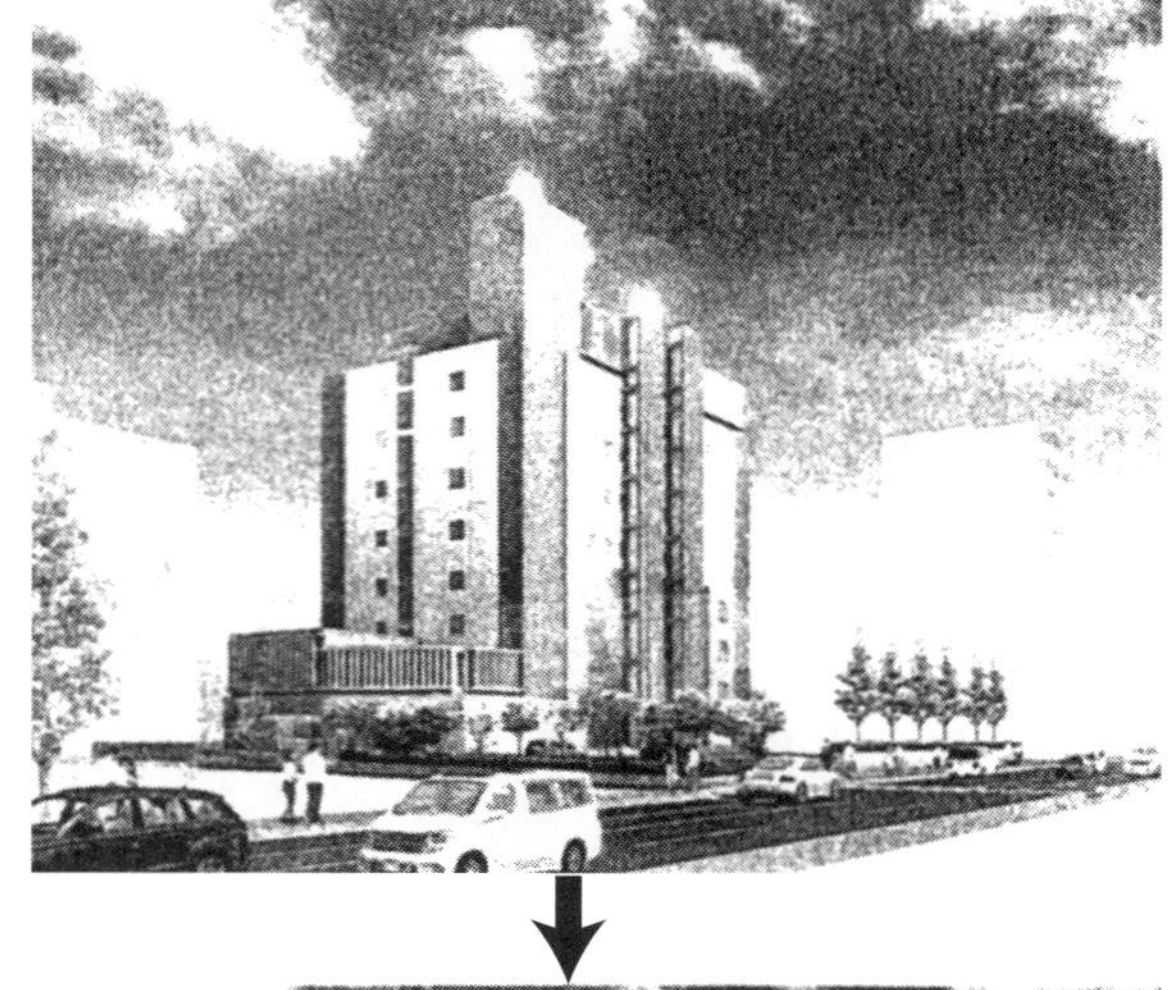

変更後

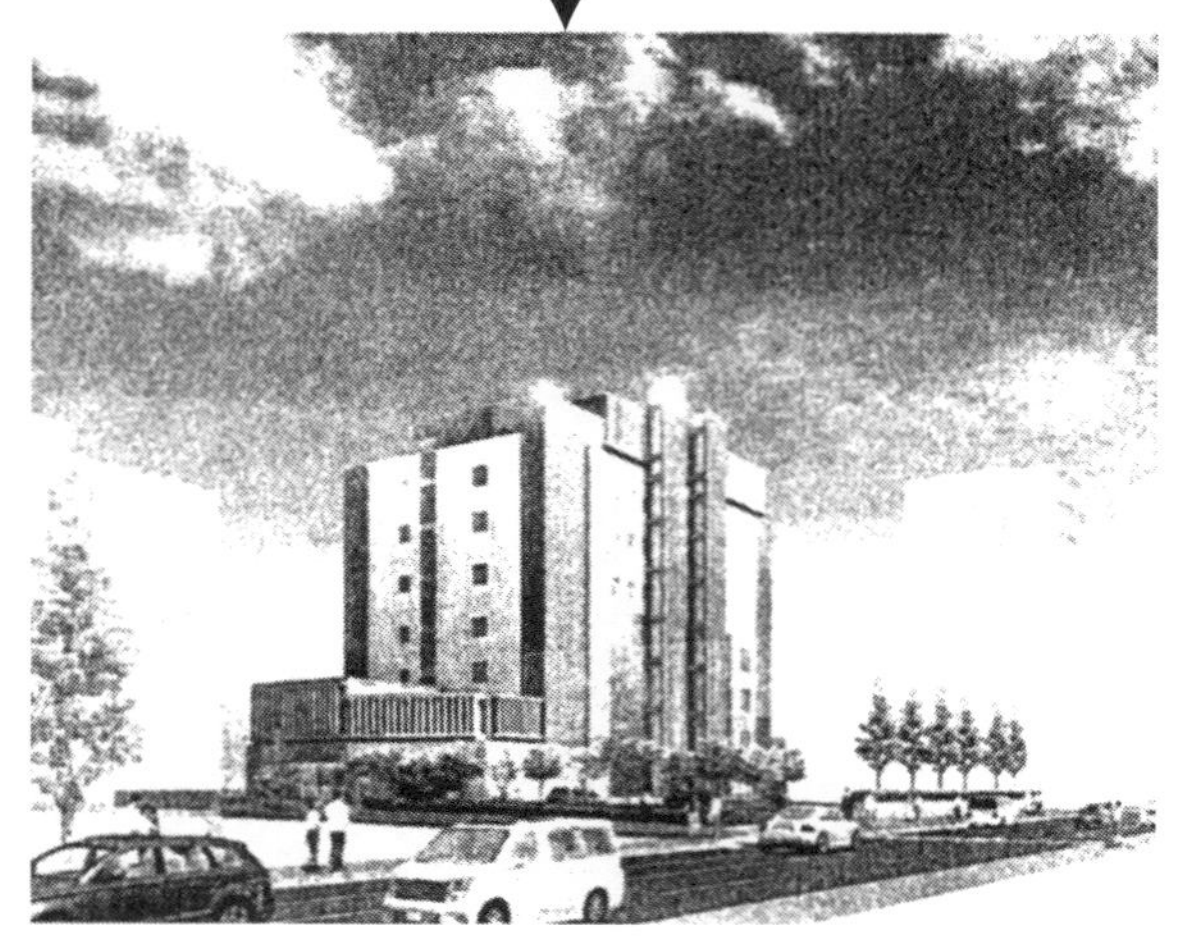

高さ 49 メートルから 10 メートル下げて変更案では高さ 39 メートルにしてある。周囲に何もなく描いているが、周囲にマンション等が建っている。

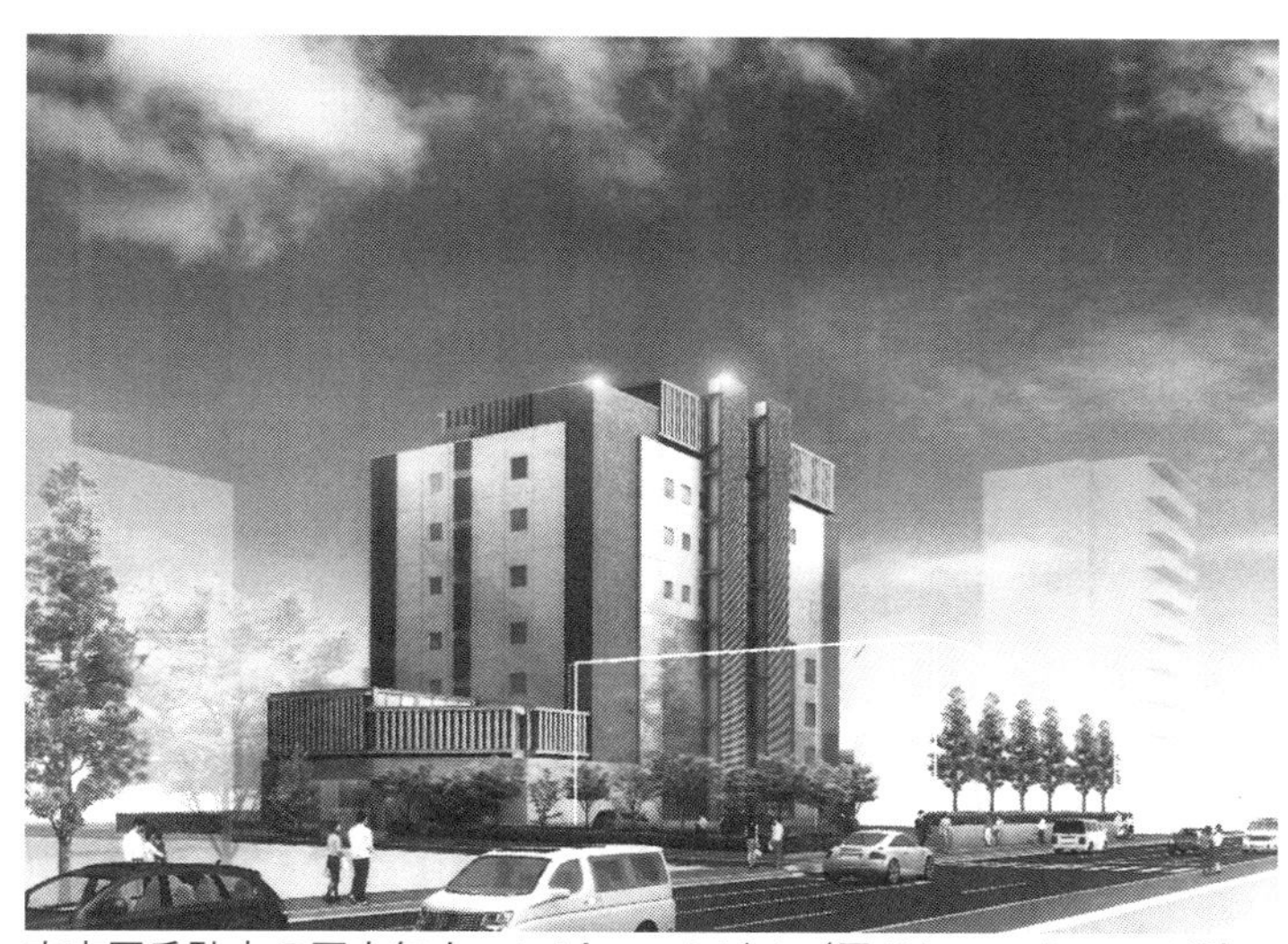

文京区千駄木の巨大無人コンピュータビル（周りにマンションが建っており、威圧感があるのだが、それをイメージ図で隠している。

いうのに、地上高は四九メートルもある。四九メートルというのは、普通のビルならば地上一六階に相当する高さだ。地下も深さ一八メートルで、これも普通のビルならば地下六階に相当する。しかも窓がほとんどない、無人ビルだという。

一体なにが目的のビルかとＮＴＴに問うと、「コンピュータとサーバーという機械だけが二四時間稼働するビル」と答えた。

「電磁波は出ない」というが徹頭徹尾秘密主義で資料を出さないＮＴＴ

これだけの巨大なビルである。しかも使うのは情報産業の中核であるＮＴＴである。巨大さからして、コンピュータとサーバーが何台も入る無人ビルなのに、説明会でＮＴＴ側は「電磁波は出さない」と言う。こんな人を食った説明に住民たちが納得するわけがない。住民組織

「ＮＴＴ巨大ビル建設に反対する会」（相澤夏紀代表）は以下のような疑問をＮＴＴ側に投げかけた。

「コンピュータの機種はどんな機種で、何台入るのか」

「サーバーとはなにをする機械か。機種はどんな機種か、何台入るのか」

「どういう配線図で、どのようにコンピュータやサーバーは配列するのか」

「個々の重量はどの位で、全体ではどの位の重量になるのか」

「何万ワット、あるいは何十万ワットの電気を消費するのか」

「それに伴って、送風機やエアコンは何台置くのか」

「音はどの位出るのか」

「音の出る時間は二四時間ずっとなのか」


こうした素朴な疑問にＮＴＴ側は一切答えない。

このような説明会を何回か開いた結果、やっと出してきたのが、ＩＢＭやヒューレット・パッカード社や三菱電機のカタログだった。しかし、カタログの中のどの機種とか、何台入れるか、どのような配置か、といった肝心なことはなにも答えない。

通常ならば、「仕様書」とか、「配置図」とか、「具体的目的」とか、「なんでこの場所が選定されたか」、を具体的資料をつけて説明するのが「説明会」の役割であろう。とにかく、今の今に至るまで、ＮＴＴは徹頭徹尾、秘密主義と不誠実な態度に終始している。ビル建設は大成建設が請け負っているが、時として、説明会に施工主のＮＴＴが出てこないで、大成建設しか出席しないこともある。

住民が不安に思うこと

住民たちの不安は

1・コンピュータやサーバーが何十台、何百台も入るとすると、そこから出る電磁波の健康影響が不安。有人ビルならそこで働く社員の健康を考え、一定のシールド対策も考えるだろうが、無人機械ビルなのでそういった健康対策はないと思える。その分、外部への電磁波漏洩が心配。特に極低周波磁場はコンクリートも突き抜けるので。

2・高さ四九メートルのビルの圧迫感やビル風の影響が心配（その後、NTT側は高さを三八メートルに下げる修正提案をしてきた。しかし圧迫感やビル風の影響は引き続き存在する）。

3・建設予定地は昔は「藍染川（あいぞめがわ）」だった所で、元々地盤が軟弱な場所である。そこに深さ一八メートルの地下（地下二階というが通常の地下六階相当）をつくるとなると、基礎部分はさらに深く掘るので、周辺の地盤沈下が心配。

4・コンピュータやサーバーからは熱が発生する。そのため、エアコンを何台も設置し、室外機を何台も設置することになる。コンピュータやサーバーの騒音問題に加えて、室外機の騒音問題が発生するおそれがある。また、二〇ヘルツ以下のいわゆる「超低周波音」問題も心配（実際、何度かの説明会で、NTT側は室外機を屋上と二階に合計一六〇台置くと答えた）。

5・詳細な資料を提供しないのは、暗に「安全ではないから」と勘繰りたくなる。説明会におけるNTT側の不誠実な態度や周辺住民との協調性の欠如は度を越している。

ＮＴＴ側が資料を出さないので、住民側は「千駄木と同じようなタイプのビルはあるのか、あるならば見学させて欲しい」と要請した。ＮＴＴ側は「同様なビルは千駄木と同じように住宅地にある」と答えるが、具体的な場所は示さない。何度も要請した結果、千代田区の皇居お堀端近くにある同社九段ビルが同様なビルだと言うので、見学に行った。しかし、中はまったく見せず、ただ外観からだけしか見せなかった。「住宅地にある」はうそだった。

住民説明会はこれまでに十数回に及ぶ。大体は、ＮＴＴ側が「守秘義務」を理由に、のらりくらりとした答弁で時間かせぎするのが通常である。だが不用意な発言でＮＴＴ側がボロを出す時もある。二〇〇九年八月の説明会で、ＮＴＴ側はポロリとビルの電気容量を口にした。ところがその数字は、文京シビックセンター（二八階建の文京区役所のこと）の二倍近いことがわかった。いかにコンピュータやサーバーが大きな電気を消費するかがそれでわかるし、電磁波発生量も半端でないことが推量できる。

その他わかったことは、サーバーの台数はＮＴＴ説明会資料からすると「想定台数一〇八〇台」。とてつもない規模の機械ビルである。

住民の反対の声を無視し、工事着工する

二〇〇九年一〇月二八日に、工事を強行するとＮＴＴは通告してきた。しかし当日は住民約一五人が抗議行動を行い工事は延期となった。だが、年が明けた同年二月二日、反対する住民の声を無視し、ＮＴＴは工事を強行した。

こうした横暴なＮＴＴに対し、住民二一名が原告になり、二〇一〇年四月二〇日、東京地裁に「建築工事

中止」を求めて提訴した。主たる争点は「建築基準法違反」と「健康、生活利益及び財産権侵害」である。

不忍通り（しのばずどおり）に面するＮＴＴの敷地約四四〇〇平方メートルには、以前はＮＴＴの体育館が建っていた。そして二〇〇五年にその体育館が撤去された。巨大無人ビルはその跡地に建てるのだが、体育館があった場所の隣に、一九七〇年に鉄筋コンクリート製陸屋根の地上三階、地下一階の建物が建っている。ＮＴＴは今回の巨大無人ビルは、その既存の三階建て建屋の「増築」として建築確認申請していた。常識的に見て「増築」はこじつけでしかない。「新築」として申請するのが筋だ。訴状はこの点を衝いている。

「自分の敷地に何を建てようとかまわない」「法令に違反することはない」というのがＮＴＴの言い分である。そこには企業の社会的責任もコンプライアンスもまるでない。下町の人情をまるで無視するＮＴＴのやり方は、明らかに「環境の二一世紀」にふさわしくない。

3　変電所の問題点〜変電所の周辺は全体的に磁場が高い

送電線や変電所など、極低周波電磁波問題は、一九七九年に米国のナンシー・ワルトハイマーが発表した「ワルトハイマー論文」が端緒である。ワルトハイマー論文とは、米国コロラド州デンバー郊外における、白血病で死んだ三四四人の子ども（ケース）と同数の健常児（コントロール）を比較した症例対照（ケース＆コントロール）疫学調査論文である。結果は、すべての小児がん発症リスクが約二倍以上で、小児白血病発症リスクが二・九倍（約三倍）であった。このワルトハイマー論文がきっかけで電磁波問題が広く論議されるようになった。（詳しくは拙著『誰でもわかる電磁波問題』（緑風出版）を読んでください）。

もう一つ、極低周波問題を提起した事件は、米国コネティカット州ギルフォード郊外にあるメドゥ通りで起こった事件である。メドゥ通りは約二〇〇メートルの長さだが、そこに九軒の家があった。メドゥ通り近くに巨大発電所と高圧送電線がある。一九五〇年代後半から約二〇年間でメドゥ通りで、以下の現象が起こった。

①住民全員が頭痛を訴えた。
②九軒のうち四軒で脳腫瘍患者発生。
③背骨湾曲した奇形児や精神薄弱児が複数生まれた。
④ウィストン一家は、本人（四八歳）が脳腫瘍発症、父は脳腫瘍で死亡、妻は腕と足に嚢腫（のうしゅ）発症、娘（一三歳）は膝に腫瘍、と一家全員が発症ないし死亡した。

これが有名な「メドゥ通りの悲劇」事件である。（米国のジャーナリスト、ポール・ブローダーが本にし『死の電流』緑風出版）。

変電所の仕組み

電気は発電所でつくられる。その時の電圧は一万五〇〇〇〜二万ボルト位だ。そして通常、発電所内にある変電設備で数十万ボルトに加圧（変圧）されてから送電される。なぜ高圧に加圧して送電するかというと、高いボルト数（高圧）で電流を送るとエネルギーロス（損失）が小さくて済むし、送電線も細くて済むからだ。

しかし、高圧電流を家庭や工場・オフィスにそのまま送ると危険なので、「超高圧変電所」でいったん一五万四〇〇〇ボルト位（ボルト数は地域によって異なる）に減圧し、さらに「一次変電所」で六万六〇〇〇ボルト位（同）に減圧する。そして、さらに「中間変電所」や『配電線変電所』で六六〇〇ボルトに減圧し、最終的には電柱上にある「柱状トランス」で二〇〇ボルトあるいは一〇〇ボルトに下げて、各家庭に配電する。電柱と電柱に張ってある配電線は通常六六〇〇ボルトである。

このように、随所で「加圧」したり「減圧」する設備が変電所あるいは変電設備である。

変圧の原理はかんたんである。

次頁図のように、鉄芯の両サイド（入力側と出力側）にコイルをそれぞれ巻いて連結する。一方のコイルに交流電圧をかけると電磁誘導の働きでもう一方のコイルに電圧がかかる。電源側のコイルを「一次コイル」と呼び、電圧を取り出す側のコイルを「二次コイル」と呼ぶ。コイルは巻き数によって電圧は変化する。巻き数が少ないと電圧は下がり、逆に多くすると電圧は上がる。

変電所は、主変圧器、遮断器（電力の送電・停止を行うための開閉器）、避雷器（送電線路への落雷や線路開閉によって生じる危険な過電圧から系統諸施設を保護する装置）、計器用変成器（測定器や保護継電器の信号にする機器）、断路器（負荷電流が切れている状態で回路を切断したり、接続替えをしたりする装置）、等々機器設備で構成されている（この部分は〝こんな機器がある〟程度の理解でいい）。

どんな電磁波が変電所から出るのか

変電所から以下の電磁波が発生する。

①極低周波（五〇ヘルツ、六〇ヘルツの電磁波）
②高調波（極低周波の整数倍の周波数電磁波、たとえば一〇〇ヘルツ、一五〇ヘルツ、三〇〇ヘルツ等々）
③コロナ放電（表面の電界が急激に変動して起こる放電作用）
④アーク放電（電界同士の電位差によって飛ぶ放電作用）
⑤電磁波ノイズ
⑥地電流
⑦トランジェント（一時的に発生する不整流な周波数電磁波）
⑧高周波パルス

こうして発生した各種の電磁波が生体に物理的、生理的影響を及ぼす可能性がある。したがって、変電所は住宅、学校、病院等から相当な距離を置いて建設されるべきである。

変電所のある地域は、地域全体の電磁波量が高くなる傾向がある

すずかけ台変電所問題がきっかけで、電磁波問題市民研究会の測定スタッフの鮎川哲也氏が各地の変電所を測定して回ったら、興味ある結果が出た。

例を挙げると、東京電力戸塚変電所（横浜市）の場合、変電所を道に沿って一周すると、極低周波は高い所で二四mG（ミリガウス）、低い所で三mGと極端に差があった。高周波は〇・〇六〜〇、一V／m（ボルト・パー・メーター＝電界）でほぼ一定だった。

周囲を測定するため、変電所を背にして小高い丘に登ってみた。そこで測ったら五〜七mGあった。小

変圧の原理図

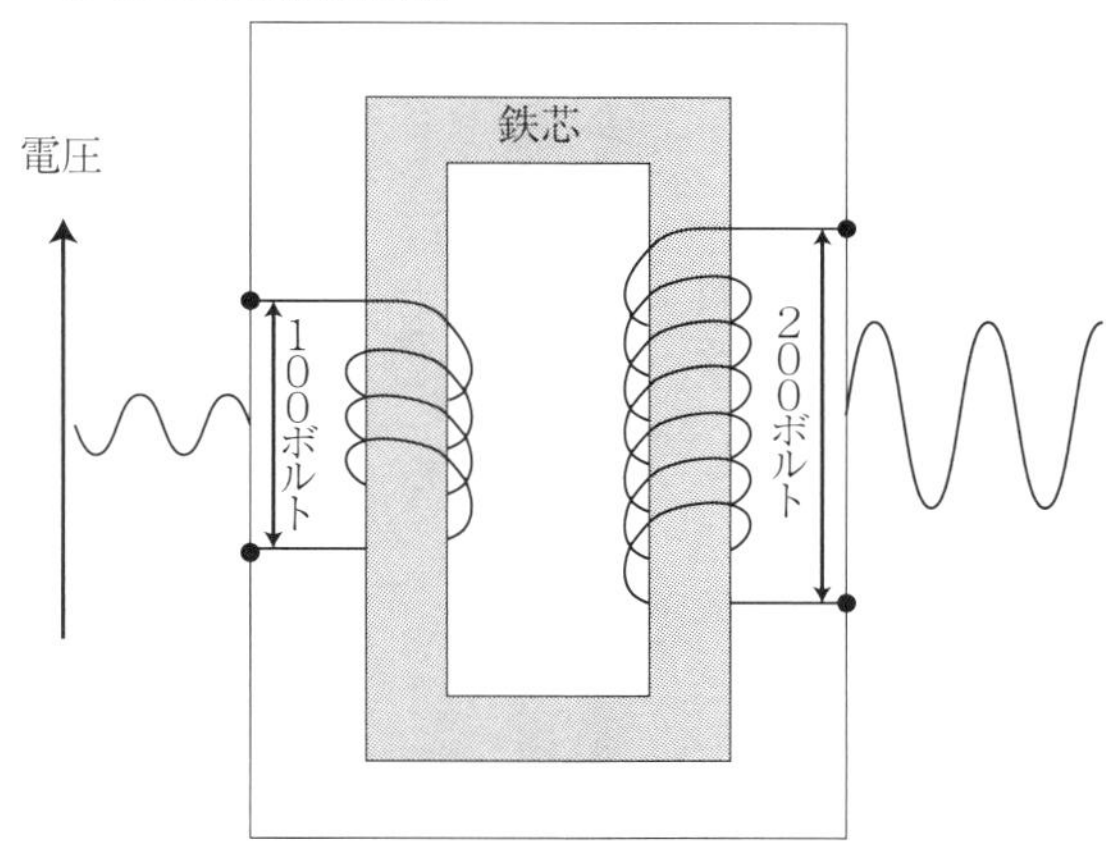
変圧器の原理は案外カンタン
左から入った電圧は2倍になってから右から出ていく。
コイルの巻き数に注意!
鉄芯
電圧
100ボルト
200ボルト

変電所

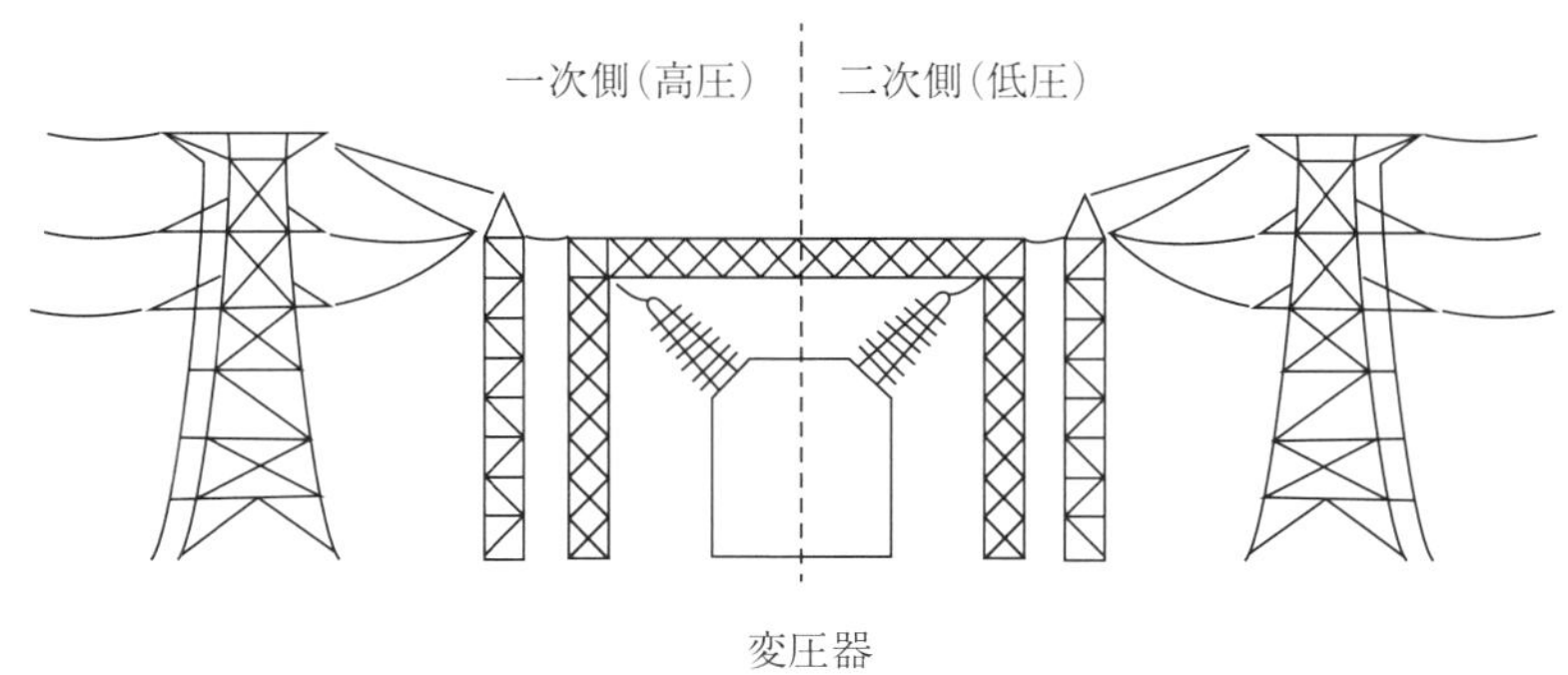
一次側(高圧)
二次側(低圧)
変圧器

高い丘からは谷間にある変電所は見えず、周囲に送電線も見えない状況でこの数値だった。発生源（変電所）から離れれば磁場は下がる、という公式がここではあてはまらなかった。

もう一つだけ例を挙げると、東急田園都市線の田奈駅から徒歩五分の位置の田奈変電所の場合。変電所入り口で八五mGあった。少し離れた場所では二〇mGで、ここでも戸塚変電所同様、値の変化が大きい。変電所から少し離れた住宅地に入ると四mGで降下傾向を示す。しかし、極低周波の高い所、低い所がランダムに現れ、一定していない。変電所から五〇メートル離れても四mGあり、あまり下がらない。変電所から徒歩五分の田奈駅で六〜七mGとさらに上昇した。

鮎川氏は、他にも数カ所測定した。そこからわかったことは以下だ。

①変電所のある街は、街全体の電磁波（特に極低周波）が高くなる。

②電磁波（極低周波）の強さは変電所から離れれば低くなる傾向はあるが、場所によっては高いままの所もある。

③変電所は小規模のものなら、身近な所に存在している。

千葉県の四街道市で二〇〇五年に起こった変電所建設問題で、東京電力が主張した意見の問題点を筆者が整理したのが以下の表だ。まだＷＨＯ（世界保健機関）の環境保健基準（次項で紹介）が出る前の時期とはいえ、「五〇ガウス」（五万ミリガウス）でも安全」を電力会社が主張していたのには驚く。

「電力会社の主張の問題点はどこにあるのか」

電力会社の主張	問題点
（四街道駅近くに変電所を建設する理由として）電力需要の過去平均伸び率は一・七％なので、このままでは電力不足になるため	過去の平均伸び率が将来的にもそのまま右肩上がりに推移すると電力会社は想定しているが、その根拠は甘い。なぜならば、①日本の長期的経済停滞は構造的なもので、過去のような一方的右肩上がり成長を期待する時代ではない。②日本は今後本格的な少子化時代を迎え、人口は減少期に入る。③電力の自由化が今後さらに進み、いつまでも電力会社が電力を独占する時代ではない。④燃料電池の開発、各種自然エネルギー（太陽光発電、風力発電、地熱発電、波力発電、バイオマス発電等）の開発で、エネルギー源は多様化し、電力会社の売電だけでなく、買電化も進む。⑤地球温暖化対策で、省エネ化が進み、電力需要は減る傾向にある、からだ。「電力不足」どころか「電力供給過剰」も今後論議される時代がすぐそこまできている。
発電所建設に伴う振動・騒音など地域環境への影響が少ない工事を行う	「地域環境」をいうのならば、もっとも心配なのは電磁波の健康影響である。それに対する対策が提案ではまったく触れられていない。変電所建設予定地は、国立療養所下志津病院が隣接しているし、市立中央小学校の通学路である。隣接する中央公園は市民の憩いの場所である。こうした周辺の地域環境への立地上の配慮がなく、電力会社の経済的、電力効率性といった企業エゴが前面に出ている計画である。
変電所の概観は地域環境にマッチする概観とし、緑化も推進している。機器類は遮蔽化し、周囲には外柵を設け、安全を確保する。	たしかに、変電所建屋の概観はクラシックで威圧感を減らすよう配慮している努力は感じる。しかし問題は中身の電磁波対策である。「機器類は遮蔽している」というが、どのような電磁波発生抑制対策、漏洩対策が施してあるか、まったく説明されていない。一番重要な課題を説明せず、枝葉末節な事柄ですます、という方法はフェアでない。

電源線の引き込みは地中ケーブルとする	送電線の地中化は景観上の問題はクリアーするが、地表からどの程度の距離で埋設しているかが問題だ。地上架空線は見えるのでそれなりに高くするが、地中化は見えにくい分、地表に近ければ帰って電磁波漏洩量は多くなる。また、どのような配線状況なのか公表しないのは問題である。児童の通学路の真下を地下ケーブルが走っているならば危険である。特に、変電所から出ている最初の部分のケーブルは漏洩が大きいので要注意が必要。
ＷＨＯ（世界保健機関）は、「五〇ガウス（五万ミリガウス）まで安全」と言っている。また、ＩＣＮＩＲＰ（国際非電離放射線防護委員会）は「一ガウス（一〇〇〇ミリガウス）まで安全」と言っている。	ＷＨＯが一九八七年に出した「クライテリア六九」で、「五〇ガウス」という数字を挙げているが、ＷＨＯが一九九六年に立ち上げた「国際ＥＭＦプロジェクト」の最高責任者マイケル・レパチョリ博士（オーストラリア出身＝二〇〇五年当時）は、「クライテリア六九で述べた五〇ガウスは単なる目安であり、いわゆる基準ではない」と説明している。「クライテリア六九」が出された一九八七年以降、様々な研究発表が出ている。一九九二年のスウェーデンの国立カロリンスカ研究所の大規模疫学調査がその象徴で、「クライテリア六九」が時代遅れで対応できなくなったので、ＷＨＯは国際ＥＭＦプロジェクトを立ち上げたのである。また、ＩＣＮＩＲＰの「一ガウス」は、電磁波の熱作用を基にした数値で、現在国際的に論争となっている電磁波の非熱作用には対応していない数値である。
全米科学アカデミーの見解は「電磁波の健康被害を科学的に証明する証拠は確認されていない」としている。	一九九六年一〇月に、全米科学アカデミー内のＮＡＳ・ＮＲＣ（研究評議会）が、「居住環境における電磁波の健康影響の可能性」という報告書を発表した。その結論は、「電磁波の健康被害を科学的に立証する証拠は確認されなかった」であった。しかし、これは「クロの証拠は確認されなかった」と言っているのであって、シロ（安全）の証拠も同じように確認されなかったのである。むし

	ろ、その報告書では、「小児白血病では一・五倍の増加を示している可能性」に触れている。つまり、「可能性は示されているが、確固たる影響は確認されなかった」というものだ。一九九八年四月に発表されたＩＣＮＩＲＰのガイドラインでは、「全米アカデミー研究評議会（ＮＡＳ・ＮＲＣ）は、送電線周辺に住む子どもたちは白血病発症リスクが高いようだ、と結論づけた」と記述している。
文部科学省の予算で実施した「全国疫学調査」内容は、①症例数が少なすぎる。②交絡要因の影響除去が不明。③症例数も対照数も共に当初予定数を大幅に下回っている、等の理由で健康リスク評価は不適切、とされ「科学的価値の低い研究」（評価は最低のオールC）という中間事後評価となった。すなわち、電磁界の健康影響予測は「あいまいな調査結果」と結論づけた。	文部科学省の電磁波全国疫学調査は、一九九九年～二〇〇一年の三年間、経費約七億二〇〇〇万円かけて実施された日本で初めての全国疫学調査である。最終報告書は二〇〇三年三月に発表された。研究結果は、①調査規模は世界で第三位、②一週間電磁波連続測定は世界最長の連続測定、③急性リンパ性小児白血病発症リスクは四・七倍、小児脳腫瘍発症リスクは一〇・六倍で、ともに統計学的に有意な数値、であり、立派な疫学調査でＷＨＯでも評価されている。しかるに、文部科学省は最終報告書が出る前の二〇〇三年一月に、「中間事後評価報告書」を出し、「あいまいな調査結果」と意図的に捻じ曲げた〝評価〟を下した。低い評価を下した理由に「海外における査読論文発表がされていない」というのがあるが、これは文部科学省が裏で妨害していることがわかった。（その後、この兜論文は海外疫学専門誌に掲載され、評価されている。この時、オールC評価した評価委員は全員兜真徳氏（論文とりまとめの責任者＝当時国立環境研究所首席研究官）の墓前で謝罪すべきだ。
変電所計画策定に関して、市民への事前ヒアリングは一切せず、東電内部で行われた。	ＷＨＯでは、二〇〇七年六月の極低周波環境保健基準が発表される前から、「利害関係者を計画策定段階から参加させる」ことの意義を重視していた。市民は当然、利害関係者である。リスクを負う可能性のある市民をつまはじきにして、進める電力会社の非民主的姿勢は極めて問題である。

4　WHOの極低周波環境保健基準〜日本でどのように受けとめるべきか

WHO（世界保健機関）は、極低周波の「環境保健基準」（EHC＝Enviromental Health Criteria）を二〇〇七年六月一八日に発表した（ウェブ上での発表日。公式発表は六月二八日）。WHOは一九九六年に「国際EMF（電磁波）プロジェクト」を立ち上げた。当初は五年計画で二〇〇〇年までに「新しい環境保健基準」を策定する予定だった。ところが一九九〇年代後半から携帯電話が爆発的に普及し出したため、高周波も検討しようということになり、プロジェクトを五年延長し二〇〇五年に「新しい環境保健基準」を出すことに変更した。

だが、その後も紆余曲折があり、結局、二年遅れて二〇〇七年に「極低周波の新しい環境保健基準」が発表された。高周波の環境保健基準は二〇一三年に出す予定だが、これも大幅に遅れるであろう。

環境保健基準は「モノグラフ」（研究報告文書）として発表された。モノグラフは英文で四四六頁に及ぶ分厚いものである。第一章から第一三章まであるが、あまりにも分量が多いので、第一章「要約及び今後の研究のための勧告」で、全一三章の要約が書かれている。

全一三章の中で、注目されたのが「第一一章　健康リスク評価」と「第一二章　防護策」と「第一三章　勧告」である。

紙面の都合ですべてを言及するわけにはいかないが、環境保健基準の中で重要な部分を以下紹介する。

1・「第一一章　健康リスク評価」で、電磁波の生体への影響のうち、「急性影響」については「国際ガイドライン（国際非電離放射線防護委員会）のガイドラインを守ることで防護できる」としている。これはＩＣＮＩＲＰ（国際非電離放射線防護委員会）のガイドライン値を意味している。問題は、「電磁波の慢性影響」のほうである。環境保健基準は、常時〇・三～〇・四μT（マイクロテスラ）、つまり三～四ミリガウスで小児白血病発症リスクが増大するという疫学調査を根拠に慢性影響の存在を説明している。この根拠は、米国のグリーンランドらの「三ミリガウスで小児白血病リスクが約二倍になる」、及び、スウェーデンのアールボムらの「四ミリガウスで小児白血病リスクが約二倍になる」、という二つのプール分析であり、環境保健基準はこの疫学結果を支持した。次頁の表がカロリンスカ研究所副所長のアンダース・アールボムらの疫学調査結果だ。

そして、これからが重要なのだが、「結局のところ、（疫学調査結果は）因果関係を示すほどの証拠は不十分だが、懸念（心配）を抱くには十分な証拠である」としている。参考までに原文を引用する。「Thus, on balance the evidence is not strong enough to be considered causal, but sufficiently strong to remain a concern」

2・したがって、「第一二章　防護策」では、「慢性影響は急性影響ほど証拠は確立しておらず不確実な段階である。さりとて懸念を抱くには十分な証拠なので、予防的アプローチが適している」としている。

3・では、予防的アプローチとはなにか。それが「第一三章　勧告」で書かれている内容だ。

アールボムらのプール分析

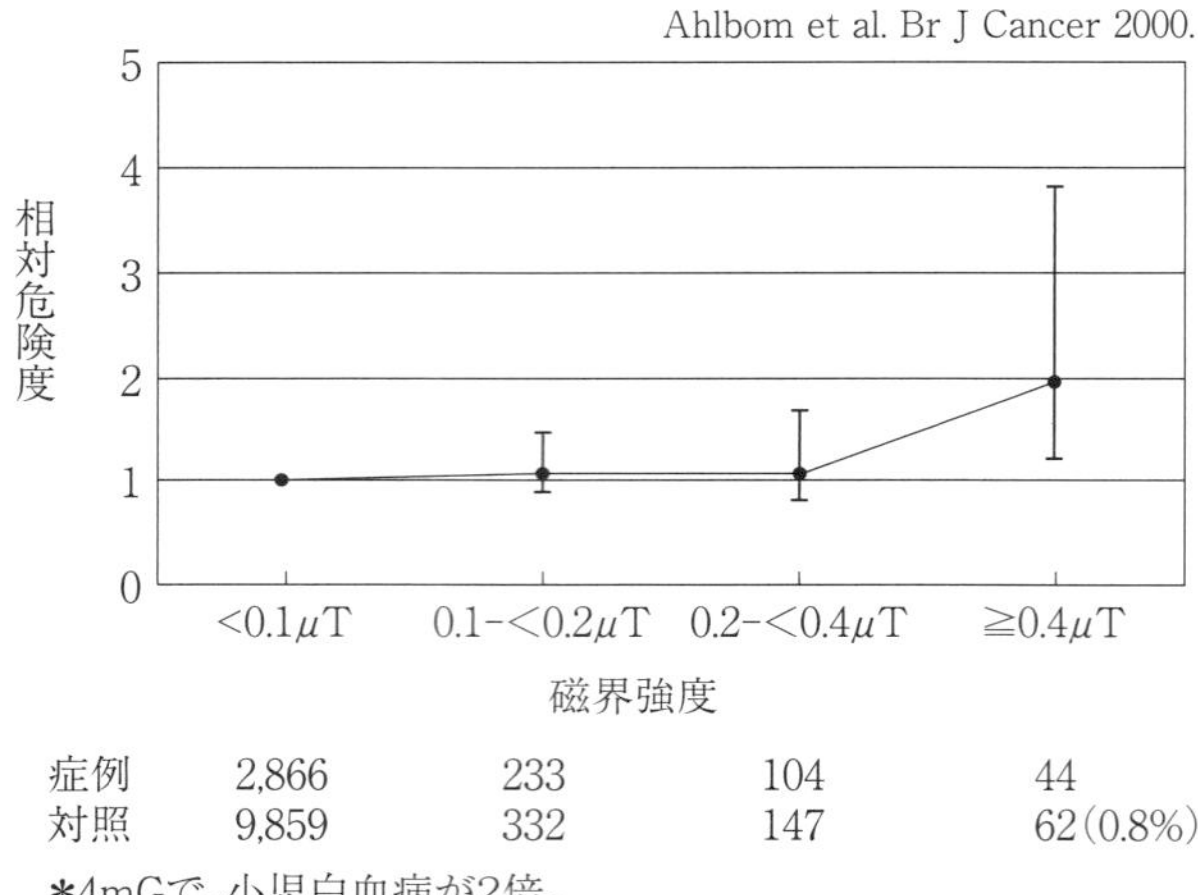

勧告骨子は以下である。

①政策決定者（行政）は、一般人と労働者に対する「曝露限度を超えないようにするための電磁波測定を含む防護計画を策定すべき、②曝露低減をめざし、極めて低コストな予防策を実行する、③施設の新設や電気器具などの設計には、極めて低コストな電磁波防護策を行え、④既存の器具や機器に対しては、工学技術的方法など低コストあるいはコストがかからない方法で曝露低減を検討すべきだ、⑤既存の施設に対しては、変更時に曝露低減を検討すべきだ、⑥国は、利害関係者に事前に情報提供するなど、効果的でオープンなコミュニケーション戦略を実行すべきだ、⑦自治体は、電磁波発生施設の建設計画にあたっては、業界、自治体、住民が相互に十分な話し合いができるようにするとかの改良をすべきだ、⑧政府や業界は、電磁波の健康影響の不確実性を克服するための研究計画を促進

グリーンランドらのプール分析

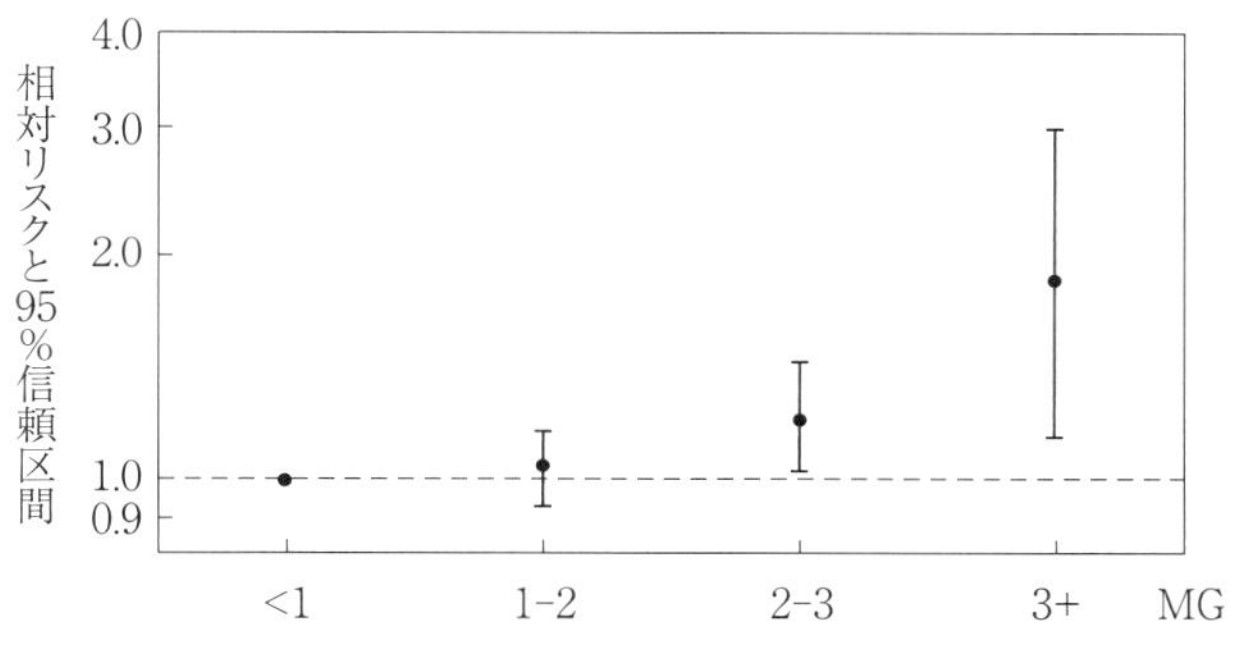

*3mGで、小児白血病リスクがあがる。

日本の文科省が出資した研究「かぶと研究」

わが国の症例対照研究

Kabuto et al. 2006

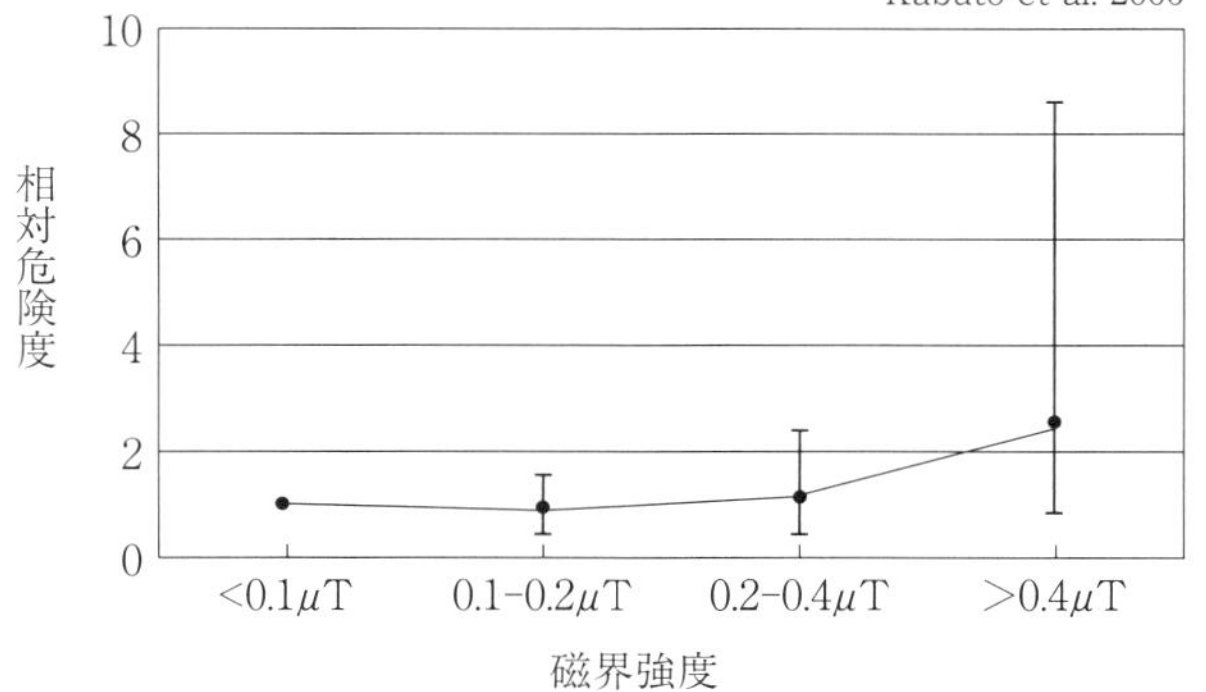

	<0.1μT	0.1-0.2μT	0.2-0.4μT	>0.4μT
症例	276	18	12	6
対照	542	36	20	5(0.8%)

*4mGで、小児白血病が二つ上がる。

「かぶと研究」を文科省はオールC(最低評価)としたが、WHOは高く評価した。

すべきだ。

環境保健基準を市民はどのように活かすべきか

環境保健基準の勧告は「極めて低コスト」という条件がついていて、決してすっきりしたものではない。しかし、日本のような電磁波環境後進国からすれば、前向きに取り入れられるべき点がいくつかある。

第一に、三〜四ミリガウスで小児白血病が二倍になるとする疫学調査を明確に支持したこと。

第二に、電磁波は「懸念」(concern) を抱くには十分な証拠があるとしたこと。つまり、灰色の中でも黒に近い証拠があることをWHOは認めている。

第三に、「極めて低コスト」という形容詞つきだが、予防策をとれと勧告したこと。これは変電所や送電線など電磁波発生源施設について、既存の施設の改良は「コストがかかる」が、新設や施設の変更時ならば改良の余地があるという意味だ。また電気器具にしても、既存の器具の改良は「コストがかかる」が、設計段階から電磁波曝露量を低減した器具の改良を検討すべきとしている。

第四に、リスクコミュニケーションの推進として、住民を含めて利害関係者に事前の情報提供や話し合いの必要性を勧告している。

「環境保健基準(EHC)」と「ファクトシートNo.三二二」について

WHOの環境保健基準の発表に合わせて、経済産業省は「電力設備電磁界対策ワーキンググループ」

を二〇〇七年六月に発足させた。そして、六回の会合を行い、二〇〇七年一二月二〇日に「報告書（案）」をまとめて終了した。このワーキンググループの第二回会合（二〇〇七年八月二〇日）で、一人の委員が「ＷＨＯの正式文書はファクトシート№三二二である。環境保健基準（ＥＨＣ）は、作業グループによって低減策に偏重しており違和感があったので、ＷＨＯが公式見解を表明するためファクトシート№三二二を作った」という趣旨の説明を行った。環境保健基準は、各章ごとに、多くの専門家によって構成される作業（タスク）グループによって作成された。それに対し、ファクトシートはＷＨＯ国際ＥＭＦプロジェクトの本部常駐組（数名）がまとめたものである。その委員が言うとおり、環境保健基準のほうは「懸念を抱くに十分な証拠がある」とか「予防策（予防的アプローチ）をとるべきだ」と踏み込んだ書き方をしている。英文も「すべきだ（should）」と強い言葉が使われている。一方、ファクトシート№三二二のほうは、明らかにトーンが落ちており、言葉も「したほうがいい（may）」が使われている。この委員の影響力もあり、「ワーキンググループ報告書」は環境保健基準の積極面を骨抜きにした内容になった。

この環境保健基準とファクトシート№三二二の違いについて、疫学の専門家である津田敏秀氏（岡山大学大学院環境研究科教授）に見解を聞いた。以下が見解だ。

「誰が見てもＥＨＣ（環境保健基準）の内容の方が詳しく、ファクトシートをことさら詳しく重視する必要はないと思います。ただ現状（筆者注：経産省のワーキンググループの報告書）では、ファクトシートの内容すらも、十分、反映されていないと思います。ファクトシートの最後、ＷＨＯのガイダンスには以下の③項目が推奨されています。

１・政府及び産業界は、ＥＬＦ（筆者注：極低周波）電磁界曝露の健康影響に関する科学的証拠の不確かさを更に提言するため、科学を注視し、研究プログラムを推進すべきです。ＥＬＦリスク評価プロセスを通じて、知識のギャップが同定されており、これが新たな研究課題の基礎をなしています。

2・加盟各国には、情報を提示した上で意志決定を可能とするため、全ての利害関係者との効果的で開かれたコミュニケーション・プログラムを構築されることが奨励されます。これについては、ＥＬＦ電磁界を発する設備の計画プロセスに、産業界、地方自治体、市民との間の調整と協議を増進することを盛り込んでも良いでしょう。

3・新たな設備を建設する、または新たな装置（電気製品を含む）を設計する際には、曝露低減のための低費用の方法が探索されることは良いでしょう。適切な曝露低減方策は、国毎に異なるでしょう。ただし、恣意的に低い曝露限度の採用に基づく政策は保証されません（not warranted の訳語としては、こちらの方が妥当でしょう。「是認されません」と訳しているのは気にかかりました。）

このいずれも現在政府は守っていません。特に2を守っていません」

5　EUが評価したバイオイニシアティブレポート～独立専門家たちの提言

二〇〇八年八月三一日、「バイオイニシアティブレポート」が発表された。バイオイニシアティブレポートは、一四人の科学者、公衆衛生（政策）の専門家によって書かれ、それを一二人の外部評価者が調査し、完成させた。

以下に紹介するレポートの目的は、現在多くの政府が採用しているＩＣＮＩＲＰ（国際非電離放射線防護委員会）のガイドライン（電磁波の熱作用を基にした値）より低いレベルの電磁波を曝露された場合の、健康影響に関する科学的証拠を評価することにある。さらに、将来におけるリスク回避のために、基準をどのように変え、どの位の数値を設定すればいいか、まで追求しようという大胆なレポートである。

（構成委員）

○カール・ブラックマン（米国）○マーチン・ブラック（米国）○マイケル・クンディ（オーストラリア）○シンディ・セイジ（米国）

（協力者）

○デイビッド・カーペンター（米国）○ゾレイ・ダベニプア（米国）○デイビッド・ゲー（デンマーク）○レナート・ハーデル（スウェーデン）○オージェ・ヨハンソン（スウェーデン）○ヘンリー・ライ（米国）○クジェル・ハンソン・ミルド（スウェーデン）○ユージーン・ソベル（米国）○センビン・シュー（中国）○ガンジン・チェン（中国）

（調査協力者）

○Ｓ・アミ・セイジ（米国）

イントロダクション

電磁波は、見えないし、味はないし、匂いもない。しかしながら、工業化された国では広く電磁波に曝露される。電磁波を発生させる科学・技術はあまねく利益をもたらし、生活風景を変えてきた。だがそうした電磁波を伴う科学や技術の目的は、エネルギー効率や利便性追求にあり、人々への生物学的影響は考慮に入れない。こうした技術による潜在的健康リスクに関して、新しい研究に基づく証拠が、社会と科学者の間に増加してきている。

人間の生命は生体電気システムそのものである。心臓も脳も、身体内の生体電気信号で調整されている。（一方）人工的電磁波による曝露は、こうした身体内生物学的プロセスと相互影響する。このことが不快感や病気の原因になる場合がある。第二次大戦後、携帯電話、コードレス電話、無線LAN等の無線技術の発達により、電磁波のバックグラウンド量は急速に増えた。数十年にわたる国際的科学研究は、電磁波が動物と人間に影響を与えることで、公衆衛生上の影響をもたらす可能性を示した。

電磁波には電離放射線と非電離放射線電磁波があるが、このレポートでは電磁波のうちの非電離放射線を扱う。さらにその中の二種類を取り上げる。一つは極低周波（ELF）で、もう一つが高周波（RF）だ。

現行基準の問題点

現行曝露基準は、高周波（RF）については熱作用を基に、極低周波（ELF）については刺激作用（身体への電流誘導）を基に作られている。この熱作用と刺激作用は、非常に短期間の曝露で有害であることが判明している。

しかし、熱作用や刺激作用がまったく起こらない程度のとても弱いレベルの高周波や極低周波の曝露でも、生物学的影響や有害な健康影響が起こる可能性があるが、現行曝露基準はこうした可能性を考慮せずに設定されてきた。現行基準の数十万分の一という、およそ熱作用など起こり得ないレベルで、いくつかの影響が起こることが示されてきた。

最近の専門家の見解は、現行基準の不完全さを証明している。熱作用基準は時代遅れであり、生物学に基づいた基準を設定する必要性が議論されてきている。二〇〇七年のＷＨＯ（世界保健機関）の極低周波環境保健基準、二〇〇六年のＥＣ（欧州委員会）のためのＳＣＥＮＩＨＲレポート、二〇〇七年の英国のＳＡＧＥレポート、二〇〇五年の英国保健防護局レポート、二〇〇五年のＮＡＴＯ（北大西洋条約機構）高等研究ワークショップレポート、一九九九年の米国高周波政府機関間ワーキンググループレポート、二〇〇二年と二〇〇七年の米国ＦＤＡ（食品医薬品局）レポート、二〇〇二年のＷＨＯ論文、二〇〇一年のＩＡＲＣ（国際がん研究機関）の評価、二〇〇一年の英国スチュワートレポート、等でそうした懸念は記されている。

故ロス・アディ博士は、『生体電磁医学』の最後の論文でこう結論づけている。

「疫学研究は、極低周波電磁波と高周波電磁波の両分野で健康リスク要因の可能性がある、と評価した」。

新曝露基準の定義

（そのあと、「がん」「神経系と脳機能における変化」「ＤＮＡへの影響」「ストレスタンパク質の影響」「免疫系への影響」「信頼できそうな生物学的メカニズム」「治癒的方法」について詳しく述べているが、省略する）

極低周波

現段階での科学的証拠による公衆衛生的分析に基づく、新しい極低周波電磁波の曝露基準の設定が認められる。

小児白血病、その他のがん、神経変性疾患、の発症リスクの可能性が増大する証拠を踏まえて、新しい基準値が設定されるべきだ。危険性があると証明された送電線や電力設備の新設は認められない。

それらの環境レベルは二～四ミリガウス帯で、一〇ミリガウスや一〇〇ミリガウス台ではない。一〇〇〇ミリガウスというICNIRP（国際非電離放射線防護委員会）の基準値は、時代遅れの間違った仮定に基づいたものだ。

新しい極低周波基準値が策定されるまでの間の合理的アプローチに関しては、新設あるいは増設の際の送電線周辺基準値は「一ミリガウス」である。それ以外の新設建築物の基準値は「二ミリガウス」であろう。子どもや妊婦がいる居住空間での基準値は「一ミリガウス」を勧告する。

高周波

二〇〇〇年頃、生体電磁気学の何人かの専門家は、「〇・一μW／㎠（マイクロワット・パー・平方センチメートル＝電力密度）」（〇・六一四V／m［ボルト・パー・メーター＝電界強度］）」を勧告した。携帯電話タワー（基地局）の高周波レベル（おおよそ〇・〇一～〇・五μW／㎠）で、基地局から数百メートル以内に住む人々が病気になる、つまり影響を受ける、といういくつかの信用できる研究報告があった。

無線ＬＡＮやＷｉ－Ｆｉ（ワイファイ）システムの潜在的健康リスクは、さらなる研究が必要だ。どんな高周波の満生曝露も安全だ、と主張することはできないからだ。

勧告として、警告的目標レベルは「〇・一μW／cm²」（〇・六一四V／m）である。「〇・一μW／cm²」は屋外における予防基準値で、屋内では、おそらく「〇・〇一μW／cm²」ほどに低くなる。

結論

〇もはや、私たちに従来どおりでいる余裕はない。極低周波でも高周波でもそれは言える。

　危険性があると確定された極低周波環境（通常二ミリガウス以上）をもたらす、送電線や電気設備の新設は受け入れられない。

〇新しい極低周波基準値が策定され実行されるまでの間の合理的アプローチに関しては、新設あるいは増設する送電線周辺の基準値は「一ミリガウス」。それ以外の新しい建築物は「二ミリガウス」であろう。

〇短期間で既設の電気配線システムを変更するのは現実的でない。しかし、特に子どもの過ごす場所では、曝露低減措置の開始が奨励されるべきだ。

〇屋外の高周波曝露については、「〇・一μW／cm²」（〇・六一四V／m）の予防的基準値が採用されるべきだ。私たちは、学校や図書館Ｗｉ－Ｆｉに代わって有線で設置されることを勧告する。子どもたちへの潜在的な健康影響についてもっと認識が深まるまで、増加する高周波レベルの影響を子供たちが受けないようにするために有線設置を勧告する。この勧告は、一時的な予防的基準値として理解されるべきだ。将来は、さらに用心を要する基準値が必要とされるだろう。

以上がバイオイニシアティブレポートの内容である。バイオイニシアティブレポートはEU（欧州連合）で高く評価されている。フランスの国会議員と意見交換する機会があったが、その時、その国会議員から「なぜ、日本の科学者は一人もバイオイニシアティブレポートに参加しないのか」と鋭く詰問され、戸惑ってしまった。なぜこの国には気概のある科学者・技術者が育たないのだろうか。

第Ⅳ章　電磁波過敏症って何だ

電磁波を浴びる（曝露＝被曝）ことで頭痛、吐き気、疲労感、皮膚感覚の異常（皮膚がぴりぴりする、かゆみ等）、めまい、筋肉・関節痛、不眠、集中力低下、不整脈、のどの渇き、一時的記憶喪失、耳鳴り、眠気、不快感、内臓圧迫感、不定愁訴（一つの疾患としてまとめられない種々の主観的訴えで構成される疾患、自立神経失調症や更年期障害に似ている）、等々の症状が出る病気を「電磁波過敏症」という。英語では「ＥＳ」(Electromagnetic Sensitivity）とか「ＥＨＳ」(Electromagnetic Hyper Sensitivity）と表現する。

日本では、厚生労働省が「病気」と認定しないと病気扱いにならないのと、医師養成過程（大学の医学部での教育）で電磁波過敏症という現代病を教えないので、多くの医師はその存在を知らない。そのため、パソコンや電気製品や携帯電話や基地局の電磁波を浴びて体調がおかしくなり、病院に行っても「ノイローゼ」扱いや「心療内科」に回されるケースがほとんどだ。

しかし、実際に電磁波が原因で健康障害を起こしている人は存在する。ＷＨＯ（世界保健機関）も「電磁波過敏症の症状は確かに存在する」と二〇〇五年の文書で認めている。筆者のところにも電磁波過敏症の相談は毎月のように寄せられる。

電磁波過敏症と同じような症状の「化学物質過敏症」は患者も多く、社会的認知度も電磁波過敏症に比べると高いので、厚生労働省も最近、保険診療の対象にし始めた。新しい病気は「医学教科書」がないので、いつの時代も先に患者が症状を訴え、一定の期間経過後に医学が追いついてくる。現代病は常に「患者から学ぶ」という医師の原点が問われる問題である。一度、電磁波過敏症あるいは化学物質過敏症にかかると、電磁波過敏症ならば化学物質過敏症、化学物質過敏症ならば電磁波過敏症を併発するケースが多い。また、光や音にも過敏になる。特に最近は、低周波音過敏症の併発に苦しんでいる訴えが多い。

それでは、過敏症はどうして発症するのか?

筆者は二〇〇三年に、化学物質過敏症や電磁波過敏症の治療のパイオニアとして世界的に有名な米国のウィリアム・J・レイ博士に直接会いに行った。テキサス州ダラス市にあるレイ博士が院長をしている「ダラス環境医学治療センター」(EHC―D=Environmental Health Center―Dallas)には、過敏症の治療方法を学びに世界中の医師が学びに来る。東京の北里研究所病院の「臨床環境医学センター」の医師たちもここに学びに来た。

過敏症発症の原理は一七一頁の図のとおりだ。

私たちの身の回りには、過敏症を引き起こす原因(誘発)物質や原因因子が存在し、心と身体の健康を害する要因として作用する。

このような原因物質(因子)に対し、私たちの体内に備わっている自律神経系や免疫機能や解毒機能が、絶えず健康状態を維持するために闘い、健康状態を維持している。しかし、こうした適応能力にも限度がある。適応能力限度は一人ひとり異なる。その人の適応能力限度を超えて原因物質(因子)が体内に取り込まれると、その人の身体は〝悲鳴〟を上げ、拒否反応を示す。この状態が過敏症の発症だ。原因(誘発)物質・因子は図にあるように様々である。化学物質が主たる要因ならば化学物質過敏症だし、電磁波という物理因子が主たる要因ならば電磁波過敏症である。そして低周波音という物理因子が主たる要因ならば低周波音過敏症である。ちなみに低周波音、特に「超低周波音」とは二〇ヘルツ以下の音で、人間の耳では聞こえない領域の音である。

ダラス環境医学治療センター（EHC―D）のウィリアム・J・レイ院長は、図のように樽で身体全体の負荷量を示し、自分の樽の容量を超える因子が入りこむと溢れ、過敏症が発症する、と説明している。一度樽の許容量を超えると、ものすごく微量な電磁波や化学物質で反応する身体になってしまう。北里研究所病院臨床環境医学センターの坂部貢医師は、この図に加えて、「心理的社会的因子」も身体への負荷要因の一つであると語っている。

電磁波過敏症の症状は以下だ。

頭痛、吐き気、疲労、めまい、心臓動悸、痰が出る、不眠症、記憶力低下、皮膚がちくちく、ひりひり、ぴりぴりする、物忘れ、手足のしびれ、内臓圧迫感、むくみ、耳鳴り、不定愁訴、不快感、自律神経失調症、筋肉痛、関節痛、不整脈、まぶしい、うつ状態、のどの痛み、頭が重い、体重低下、慢性的感染症、静脈洞炎、消化不良、湿疹、じんましん、下痢、便秘、大腸炎、過敏腸炎、変則的発作、全身むくみ、血管炎、学習障害、知覚障害、胸の痛み、麻痺、心因性のあざ、胃痛、不安感、頻脈、かゆみ、目の渇き、のどや鼻や耳の粘膜の腫れ、日焼けのような熱さ、方向感覚喪失、歯やあごの痛み、等々である。

電磁波過敏症の基本的対策は、原因因子である電磁波から離れるか被曝時間を減らすことである。オーガニックな食べ物で栄養をとったり、運動・入浴・低温サウナ等発汗でデトックス（解毒）を行うのもいい。シールドについては人それぞれで、誰にでも効果があるといえない点がむずかしい。その他の詳しい対策は、拙著『電磁波過敏症』（緑風出版）を読んでいただきたい。ここではその本に書いてないことを中心に述べる。

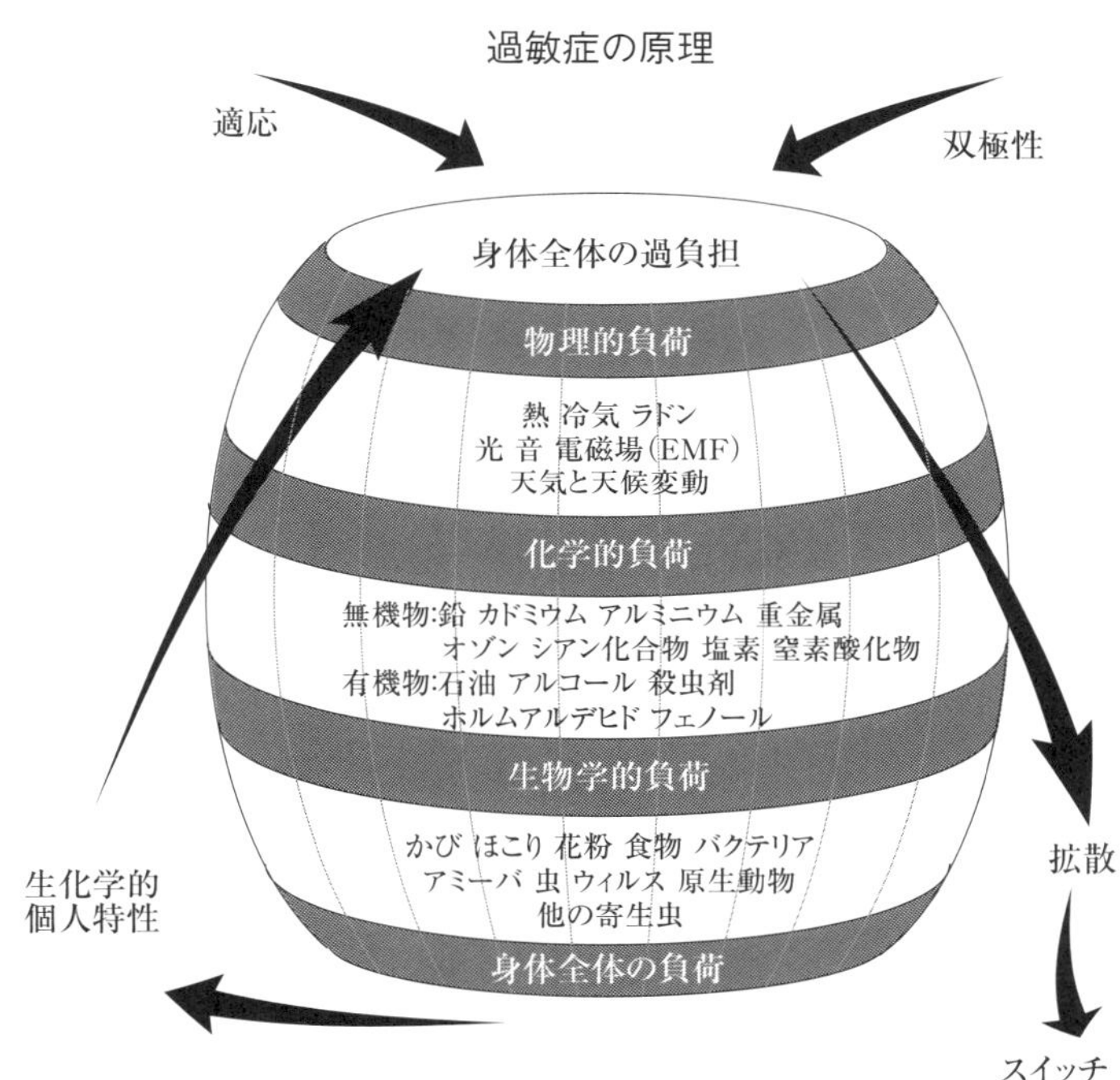

身体全体の負担　……ストレスの総量。トータルボディロード
身体全体の過負担……その人の耐え得る負荷量を超えること（発症する）。

適応　……誘発因子に対して、身体が自律神経系、免疫系、内分泌系の作用で恒常性の維持（ホメオスタンス）を保とうとすること。
拡散　……過敏症の症状が悪化すると、身体の抵抗力が弱まり、ほんのわずかな誘発因子でも症状があらわれるようになる。そして、それまで出てこなかった部位にも影響が出て新しい症状が出たり、当初と別の同波数の電磁波や化学物質、低周波音等にも〝拡散〟して反応するようになること。
スイッチ……拡散と似ているが、それまででていた部位や症状が全く別の部位にもたらされ、新しい症状が出るといった大きな反応変化の現象をさす。
双極性……安定を保とうとする「適応」と、症状がふり戻して出る「離脱」という「相反する反応」があらわれること。

1　セガベックさん（有名な過敏症患者）のその後

拙著『誰でもわかる電磁波問題』（緑風出版）で、「世界一有名な電磁波過敏症」として紹介した、スウェーデン人のパー・セガベックさんは今年（二〇一〇年）五四歳になる。セガベックさんは、スウェーデンで一番大きい携帯電話メーカーのエリクソン社で新型の携帯電話を開発する技術者だった。携帯電話の開発過程で同時に約五〇人の高級技術者が電磁波過敏症を発症した。セガベックさんはその一人だが、彼の症状は重症で、首都ストックホルムの郊外にある家から中心街にある会社の研究所まで通勤する時は、二五％ステンレスの入った特殊なマイクロ波防護服を着ていた。それがテレビ、新聞、雑誌で取り上げられ、「世界で一番有名な電磁波過敏症」といわれるようになった。

二〇一〇年三月、久しぶりに海外のメディアにセガベックさんが登場した。

現在、セガベックさんはストックホルムから七五マイル（一二〇km）離れた、大自然に囲まれた質素な平屋のコテージで暮らしている。家の周囲をオオカミやヘラジカやヒグマが咆哮しながらうろつく、まさに大自然の真っただ中が彼の生活圏だ。なぜならば、彼は重度の電磁波過敏症のため、普通の人間社会から距離をとった生活しか選択できないからだ。彼はビデオカメラが焦点を合わせるため発信する距離測定センサーにすら反応するほどの電磁波過敏症なのである。

昨年（二〇〇九年）の夏、セガベックさんは散歩を楽しんでいたら、彼の数少ない隣人と出くわした。その隣人は、セガベックさんの家から一〇〇ヤードほど離れた所に彼のコテージを構えている。隣人は電磁波過敏症とは無縁だ。隣人としばらく、とりとめのない話をしていたら、突然、隣人の携帯電話が鳴った。そのとたん、セガベックさんは吐き気に襲われ、その数秒後に意識不明となり倒れた。

セガベックさんは、普通の電気製品、たとえばコンピュータ、テレビ、携帯電話から出る電磁波で激しく拒否反応が出てしまう。症状としては、皮膚が燃えるように熱くなったり、皮膚がひりひりする。めまい、吐き気、頭痛、睡眠妨害、一時的記憶喪失、等の症状も良く出る。ひどくなると（長い時間電磁波曝露が続くと）、呼吸困難、心臓動悸の亢進、意識不明、に陥る。

携帯電話は、電話をかける時や電話がかかって来た時、あるいは相手の電話を呼び出している時、電磁波放出量が最大になる。だから、隣人の携帯電話が呼び出された時にセガベックさんは意識不明になったのだ。一度、電話が繋がってしまうと、電磁波量はそれほど強くないので、意識は失わない。電話の音も影響しない。

ある時、セガベックさんは友人たちとヨットに乗った。友人の中の一人は、セガベックさんが重度の電磁波過敏症とは知らずに、ヨットの船内で携帯電話を使った。その友人が携帯電話を使った時、セガベックさんは、ヨットの前側にある別の部屋にいて、その友人とはある程度の距離離れていた。しかし、その友人が電話を使ったとたん、セガベックさんは頭痛、吐き気、意識不明になった。つまり、「安全な距離」というのは、携帯電話の機種、発する電磁波の量、等で変わるということだ。その時のセガベックさんの状態は、「私の頭蓋骨の大きさは、私の脳にとってスペースが十分でない」という感覚だったという。脳が破裂するような感覚だったというのだ。

スウェーデンは、電磁波過敏症を「障害」と認め、保険や生活支援等の援助を行政が行う。発症者に対し、電磁波対策の専門家を派遣したり、必要な電磁波低減対策を施す。その費用は行政負担で賄う。スウェーデンが電磁波過敏症患者をケアする政策を確立するにあたって、セガベックさんの果たした役割は大きい。電磁波過敏症（ＥＨＳ）は、スウェーデン人口の約一・九％〜三％いると推定されている。電磁波過敏症患者は、目が見えない人や耳が聞こえない人と同様に、「障害者」として、社会的サービスを受ける権利が認められる。自治体（地方政府）が「この人の住環境は、電磁波的に〝衛生〟な状態ではない」と認めた時は、その人に「電磁波的に住環境のいい家」に住むための資金が公的に支給される。

2　世界中で「電磁波過敏症」認知が進んでいる

ＷＨＯ（世界保健機関）のトップである事務局長を、一期（四年間）務めたノルウェーのグロ・ハーレム・ブルントラント氏（ノルウェー初の元女性首相＝小児科医出身）が、ＥＨＳ（電磁波過敏症）である事実は欧州では知られている。そして、二〇〇九年以降、世界で「ＥＨＳ（電磁波過敏症）」を認知しようという動きが活発化してきた。

そのきっかけをつくったのが、カナダのコルウッド（Colwood）市だ。

コルウッド市はカナダの太平洋岸の州、ブリティッシュ・コロンビア州（バンクーバー市がある州）にある市だが、コルウッド市のデイビッド・ソーンダース市長が、二〇〇九年八月を「ＥＨＳをみんなが知る月間」にしようと宣言した。

宣言の理由は、①ＥＨＳ（Electromagnetic Hyper Sensitivity）、とかＥＭＳ（Electro Magnetic Sensitivity）

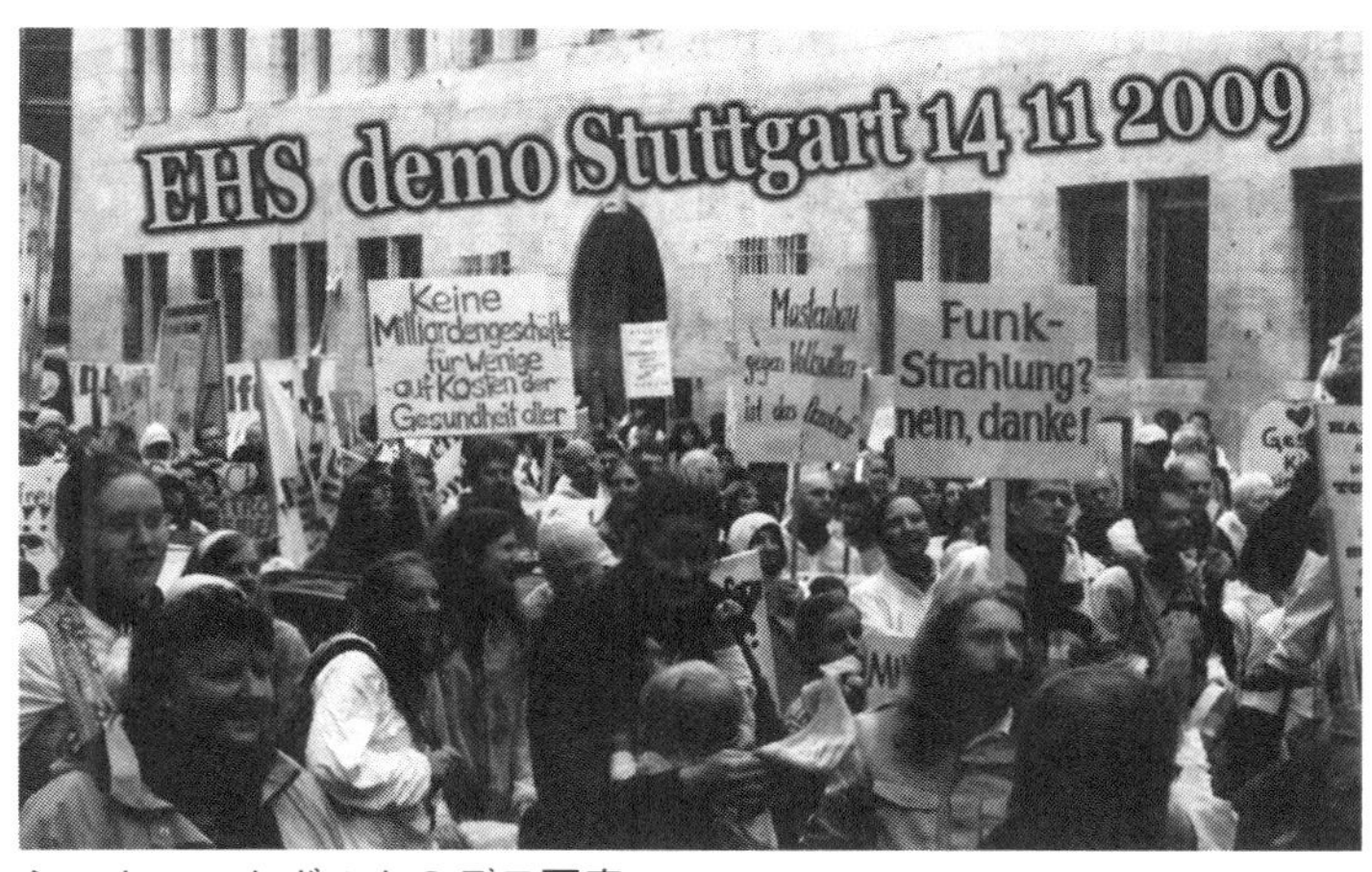
EHS demo Stuttgart 14 11 2009
Keine Milliardengeschäfte für Wenige -auf Kosten der Gesundheit aller
Funk-Strahlung? nein, danke!
シュトゥットガルトのデモ写真

と表現される電磁波過敏症はコルウッド市に限らず、世界中で電磁波汚染がすすんだ結果、増えている。②電磁波過敏症は、痛みを伴う慢性的病気で、まだ治療法はわかっていない。③症状は、頭痛、急性まひ、皮膚疾患、不整脈、耳鳴り、倦怠感、吐き気、筋肉が弱まる、視覚障害、胃障害、神経性呼吸障害、言語のもつれ、等々である。④電磁波過敏症は、カナダ人権委員会が認めているし、カナダ政府も「環境過敏症」と認めている。そして、米国も「ハンディキャッパー法」の対象にしている。その他多くの国の委員会や国際委員会が電磁波過敏症を認めている。⑤この病気は、屋内、屋外を問わず、電磁波を減らすとか避けることで予防が可能だし、もっと医学研究がすすめば、防ぐことも可能かもしれない、とし、以上のことから、コルウッド市長として、「二〇〇九年八月」を〝みんなが電磁波過敏症を知る月〟と宣言する、と結んでいる。

　カナダ・コルウッド市が先鞭役で、米国フロリダ州、カナダ・リスアーム市、米国コネティカット州、米国コロラド州でも、「電磁波過敏症意識月間宣言」が次々と発せられている。

ドイツ・シュトゥットガルト市では「電磁波を野放しにしていることに抗議し、ＥＨＳを救うため、電磁波規制を行え、と二〇〇九年一一月一四日、二〇〇〇人がデモを展開した。前頁の写真はその時の様子だ。

３　ＷＨＯの電磁波過敏症に対する見解〜「症状は確かに存在する」

ＷＨＯ（世界保健機関）は二〇〇五年一二月、「電磁波過敏症」についてファクトシートを発表した。ファクトシート№二九六の概要趣旨は以下である。

まず、「ＥＨＳとはなにか」だが、「ＥＨＳ（Electromagnetic Hyper Sensitivity）（電磁波過敏症）は、様々な非特異的症状が特徴だが、悩まされている人々は、それが電磁波による曝露によるものととらえている。もっとも一般的な症状には、皮膚症状（赤くなる、ちくちくする、熱く感じる）、神経衰弱症、自律神経系症状（倦怠感、疲労感、集中力欠如、めまい、吐き気、動悸、消化不良）がある。集められた症状を見ると、既知の症候群の一部とはいえない」としている。そして、「（電磁波が原因の）ＥＨＳ（電磁波過敏症）というより、（電磁波に限らず環境因子一般に反応する）ＩＥＩ（本態性環境非寛容症）という用語にしようという意見もあったが、ＥＨＳの用語になった」としている。

「有症率」については、「EHSの有症率推定値はとても幅があり、ある産業医学センターの調査では人口一〇〇万人に数人と見積もられる。だが、自助グループ（被害者グループ）調査ではそれよりかなり高いと推定している」。

「EHSに関する研究」については、「研究の大半は（省略）、症状が電磁波曝露と関連していない」とし「電磁波と関係しない別の環境因子によるのではという示唆もある」。具体的には「蛍光灯のちらつき、VDU（コンピュータ）の眩しさや他の視覚問題、コンピュータ職場が人間工学的に不適切な設計でつくられている等の理由かもしれない」し「屋内空気質の悪さや生活環境でのストレス等が関係しているかも」としている。

「結論」として、「EHSは、多様な非特異的症状と特徴づけられ、症状は人によって異なっている。症状はたしかに存在している。だが、その症状の度合いは非常に幅がある。どのような症状を引き起こすのであれ、影響を受ける人にとってEHSは、日常生活に支障をきたす可能性のある問題だ。さらに、EHSは、明確な診断基準がなく、EHSの症状が電磁波曝露と関連するような科学的根拠はない。さらに、EHSは医学的診断もなければ、単一の医学的問題を表しているかもはっきりしていない。

そして、「臨床医」に対し、「症状が長く続いたり、深刻な障害を有しているEHSの人々に対しては、治療は主として症状や機能障害の軽減に向けるべきだ。そして、治療は専門医と保健師の密接な協力の下で実施されるべきだ」としている。

［著者コメント］

このＷＨＯの見解は、二〇〇四年一〇月二五日～二七日にチェコのプラハで開催されたＷＨＯの「電磁波過敏症ワークショップ」で議論された結果、出された。

このワークショップでは、電磁波過敏症を肯定する研究者と否定する研究者との間で、相当議論があったという。肯定派は「ＥＨＳ」つまり電磁波過敏症の用語をＷＨＯとして正式に採用すべきだ、と主張し、否定派ないし懐疑派は「ＩＥＩ」つまり本態性環境非寛容症の用語を使い、電磁波が起因するかどうか「わからない」ことにしようとした。プラハワークショップで確認されたのは、「電磁波過敏症は特定の症状というのではなく、個人個人によって症状は様々であることに特徴があること」「症状は〝思い込み〟でなく実在すること」「その症状の度合いは人によってまちまちなこと」「症状の重い人にとっては、生活スタイルを変えざるを得ないほどきついこと」などであった。

ファクトシートはＷＨＯ国際ＥＭＦプロジェクトの本部常駐組の見解なので、常に「薄まる」傾向がある。それでも「ＥＨＳ（電磁波過敏症）」の用語を採用したこと、「症状はたしかに存在する」としたこと、を明記したことは大きな前進だ。結論は後半で「症状と曝露が関連するような科学的根拠はない」としているが、まだ症状と曝露の因果関係は解明されていないという意味で、「症状はたしかにある」という文脈を否定しているわけではない。電磁波過敏症は、症状も人によって様々だし、どの周波数で反応するかも人によって様々である。だから、一般的に「どういう種類の電磁波を浴びると、どういう症状が出る」という確定した証拠は現在ない。しかし、「新しい病気や歴史上人類が初めて経験する病気」はどれも同じで、因果関係はわからないのがふつうではないだろうか。私はカネミ油症問題に関わっているのでそれが実感でわかる。カネミ油症も人類史上初めてダイオキシン（ジベンゾフラン）を食べてしまったことで起こった病気で、医学の教科書にはない経験だった。そのため診断基準はあいまいだし、治療方法もいまだ見つかっていない。医学が現実に対応できていないのだ。こうした場合、医者は患者の病気の存在を過去の知識を基に否定するのでなく、謙虚に患者の症状から学ぶべきなのだ。因果関係が解明されるまでは病気でない、という考えが電磁波過敏症懐疑派にあるとしたら、とんでもない間違いだ。いずれにしても、科学的根拠がまだ解明されていないことと「症状はたしかにある」ことは両立する事実なのである。

4　日本初の「医・歯一体化」病院～佐賀市の矢山クリニック

ホロトロピックセンターという聞き慣れぬ病院

佐賀県の県庁所在地佐賀市の大和町大字尼寺三〇四九―一に「Y・H・C・矢山クリニック」はある。Y・H・C・とは、「ヤマト・ホロトロピック・センター」の頭文字だ。ヤマト（Yamato）は所在地の町名からとったもので、ホロトロピック（Holotropic）は、ギリシャ語の「holos」（全体）と、「trepein」（向かって進む）の合成造語である。その意味するところは、人間を人間全体あるいは人生全体としてとらえ、医療の意味を、人間の心と身体をまるごと、病気から健康増進まで、もっと大きく言うと誕生から死に至るまでを視野に入れ、問い直していこうというコンセプトである。近代西洋医学が、医学の専門化に従い、身体を細分化し部品としての臓器のみを調べ、人間をトータルに見ないで治療していくことへのアンチテーゼの考えとしてホロトロピックの考えは出てきた。

「ホリスティック医療」という医療の考えがある。ホリスティックも医療は治療にあたって人間を心も身体も全体としてケアしていくという考えで、ホロトロピックと相通じる。ホロトロピックのほうは、医療・治療に限定せず、「人間としての完成に向かう」という哲学的目標まで考えていくコンセプト（概念）である。

矢山クリニックの基本方針

筆者が矢山クリニックを知ったのは、佐賀県内の電磁波学習会に講師として参加した時、たまたま矢山クリニックの歯科医師と知り合い、「ぜひクリニックにおいでください」と誘われ訪問したことにある。矢山クリニックのロケーションは、小さな川をはさんで隣が大きな公園になっているため、周囲が開放感にあふれている。クリニックの敷地は五〇〇坪で、病院の建物は二〇〇五年にできたので新しい。

初めて受診する患者は「ホロトロピック健康手帳」を渡される。この健康手帳に「クリニックの基本方針」が書かれている。

［基本方針］

1　矢山クリニックは、病める人を東洋医学と西洋医学、歯科と医科を統合して診断して治療いたします。

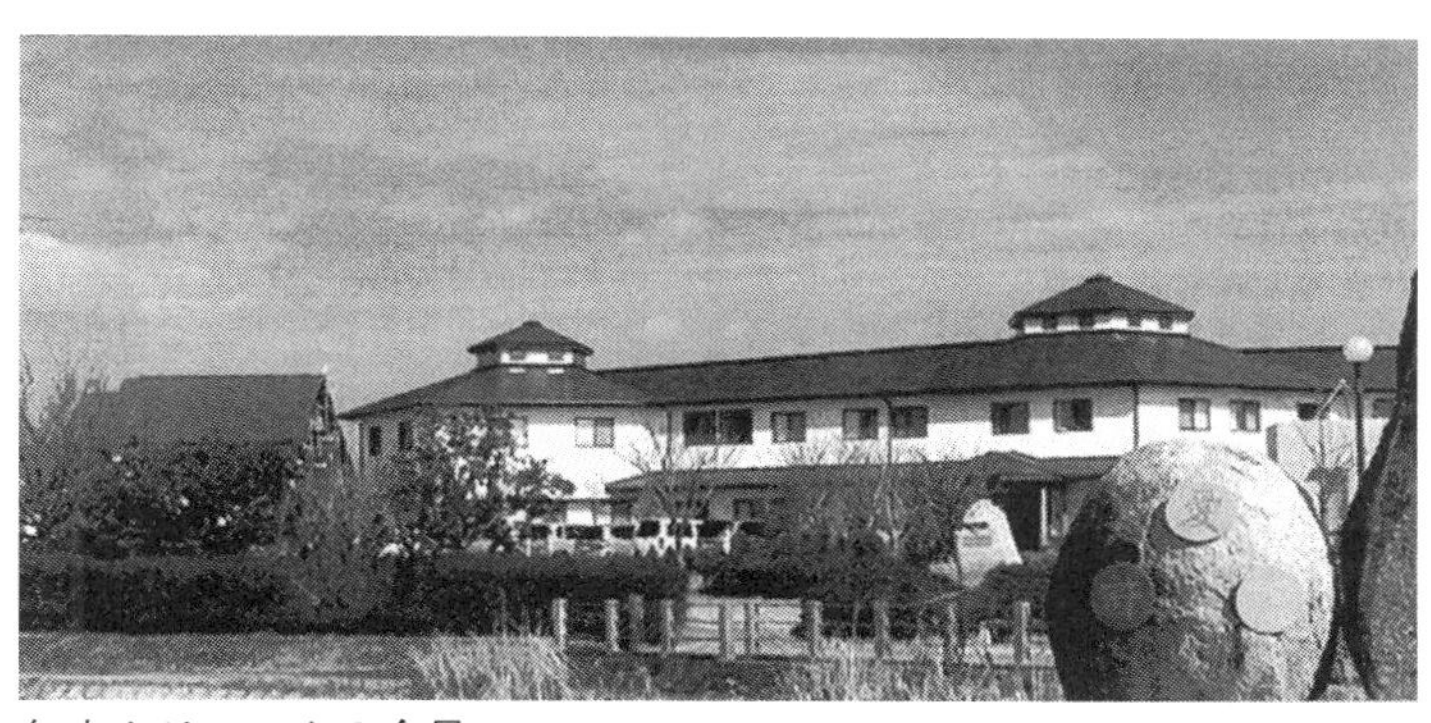

矢山クリニックの全景　（ホームページより）

2　矢山クリニックは、人体に流れる生命エネルギーである気を「ゼロ・サーチ」という装置を使い、バイオレソナンス法で推定いたします。

3　矢山クリニックは、治療に向かって生命エネルギーが最大限に高まるよう、漢方薬、西洋薬、経路治療、レーザー、超音波、ホメオパシー、フラワーエッセンスなどを使います。

4　また食物、栄養補助食品、水、住環境についてもアドバイスいたします。

5　矢山クリニックは、病める人自らが治癒力を高められるよう気功法を指導いたします。

6　矢山クリニックは、すべての職員が医療知識と技術を高めるとともに、ヒーラー（癒す人）となれるよう日々努力いたします。そして、愛、許し、癒し、進化、調和、創造を自ら体現できることを目指します。

五つある病因の一つとして電磁波がある

矢山クリニックは、電磁波過敏症を治すことを目的とした病院ではない。メインは、あらゆる病気、特にがん・リュウマチ・パーキンソン病・進行性筋ジストロフィーなどの難病の治療に、より比重を置いている病院である。

筆者が強く矢山クリニックに関心を持ち、この本でも紹介しようと思ったのは、「新しい疾患モデル」として五つの病因をあげ、その一つとして電磁波をあげていることと、「医科・歯科を一体化した初めての病院」であること、の二つの理由からである。

矢山クリニックのパンフにこうある。

「現在の臨床医学では、感染は問題にしていますが、金属汚染、電磁波、化学物質の害についてはほとんど考慮していません。それは通常の血液検査やX線での画像診断では、これらの害について調べることはできないからです。これに対して、ゼロ・サーチという全く新しい推定装置を使って波動的（バイオレゾナンス）病因を推定し、害のない方法で病因を除去すると、生体の回復力が働き出し、病名を問わず病気が治っていきます。そしてストレスを減らすよう気功などを行なうとさらに健康度があがっていきます」

電磁波過敏症の人は、まさに「通常の血液検査やX線での画像診断では異常と出ない」。そのため、検査や分析に頼り、かつ自分が学んだ知識の範囲内で対処しようとする医者（ほとんどの医者）は、電磁波過敏症を訴える患者をノイローゼ扱いにしたり、心身症扱いにする。矢山クリニックはそうした患者に対して、「思い込み」で診察せず、真剣に向かい合う。

ダラスのウィリアム・J・レイ博士に共通するところが矢山利彦院長にある。

まず第一に、ともに外科医だったことだ。レイ博士はダラスのケネディ大統領暗殺事件の時、ケネデ

五つの病因による新しい疾患モデル

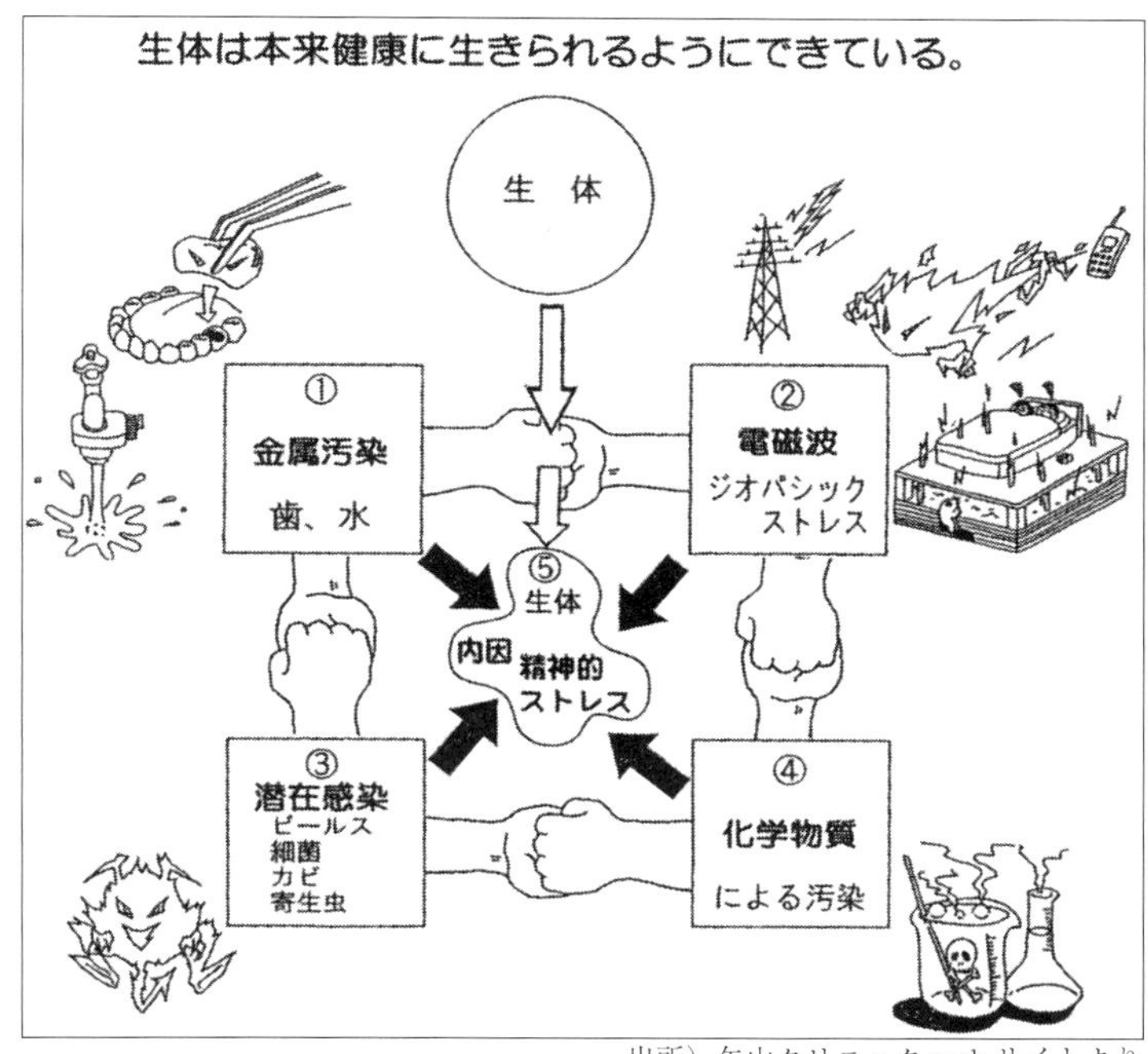

出所）矢山クリニック webサイトより

ィと一緒に撃たれたコナリー・テキサス州知事の銃弾摘出手術を行った外科チームの一員だった（ケネディは即死で手術はしなかった）。矢山院長は佐賀県立病院好生館外科部長だった。二人とも、外科の限界を感じ、新しい治療の方向に向かった。

第二に、ともに外科や西洋医学の限界は感じているが、さりとて、西洋医学自体の良さを否定していないことだ。必要ならば外科手術もする。患者にとっていいことなら何でも取り入れる。むしろ普通の医者のほうが閉鎖的というか保守的で、東洋医学や代替医療や気功などに拒否反応を示す。

第三に、病気を治すのは患者自

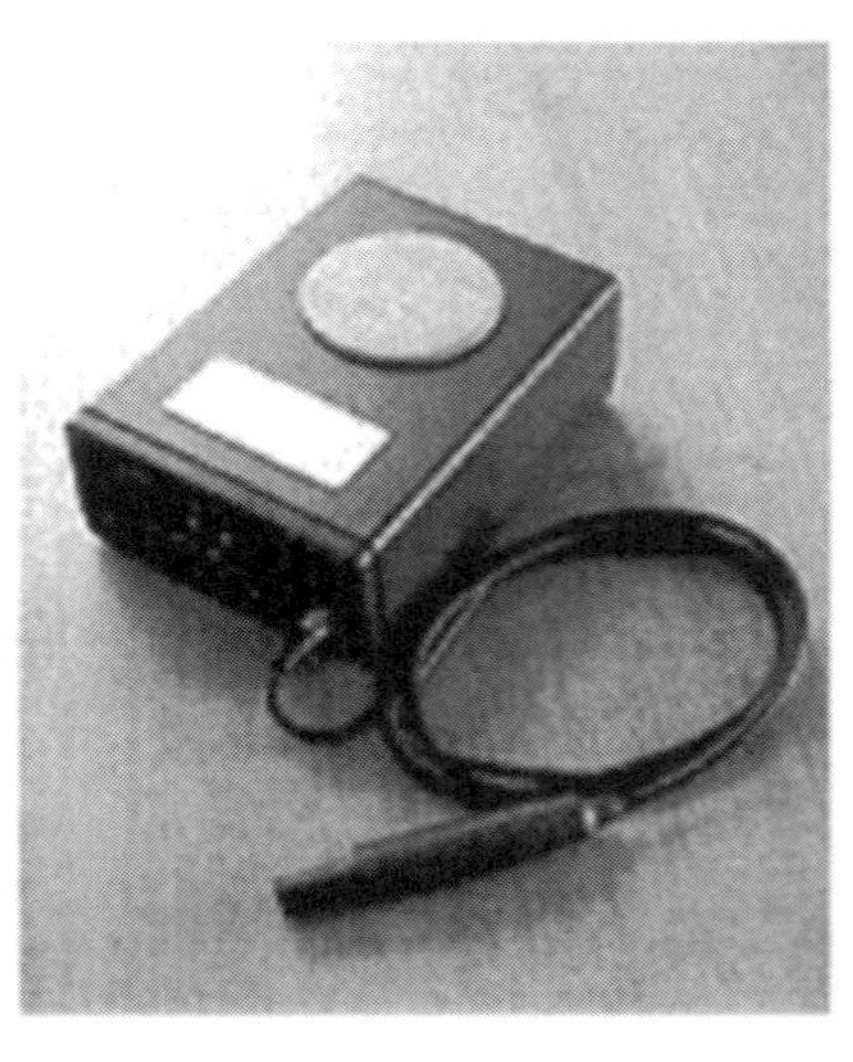

経絡エネルギー測定器「ゼロ・サーチ」

人間の体は物質であると同時にエネルギーです。このエネルギーを古来より、「気」と呼んできました。この「気」の状態を調べるために創られた器械が「ゼロ・サーチ」です。我々は必要に応じて、X線、CTや血液検査などの西洋医学の検査も行ったうえで、ゼロ・サーチで「気」の状態を調べます。なお、ゼロ・サーチで気の状態を調べることは無料です。

矢山クリニックのパンフより

身の「自然治癒力」であるという基本姿勢をもっていることだ。もちろん、感染症など適切な治療は不可欠だが、最後の部分では患者自身の生きようとする力、病気に勝とうとする気力が大きな役割を果たす。患者が主役で、医師はあくまでその手助けをする役であるという認識が二人にはある。患者の同意を重視する「インフォームド・コンセント」（納得医療）を地でいっている。

第四に、ともに、電磁波や化学物質といった新しい病因への認識と対応に優れている。「なんで通常の対処では治らないのだろう」という素直な疑問から、新しい知識、治療は始まる。こうした進取の精神が二人の医者にはある。

バイオレゾナンス（生体共鳴）について

矢山クリニックの特徴の一つに、ゼロ・サーチという装置を使っての病因推定の方法がある。矢山クリニックでは、人間の身体は物質であると同

携帯電話を使うと電磁波の影響で血流の流れが遅くなる

（携帯電話を90秒使った場合）

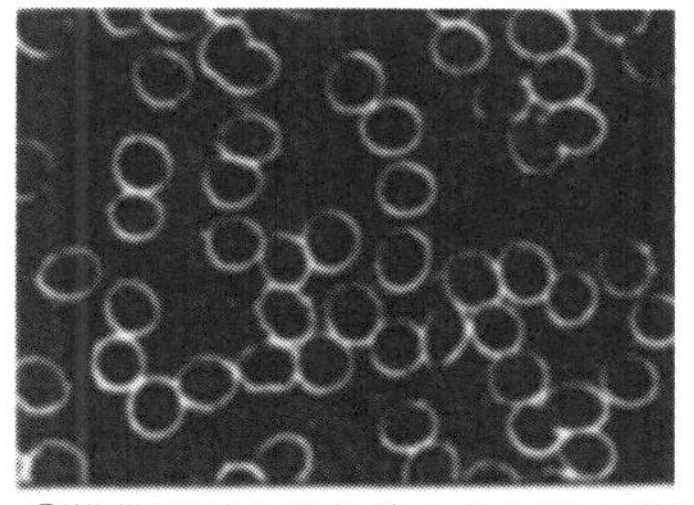

①携帯電話を使う前の赤血球の状態

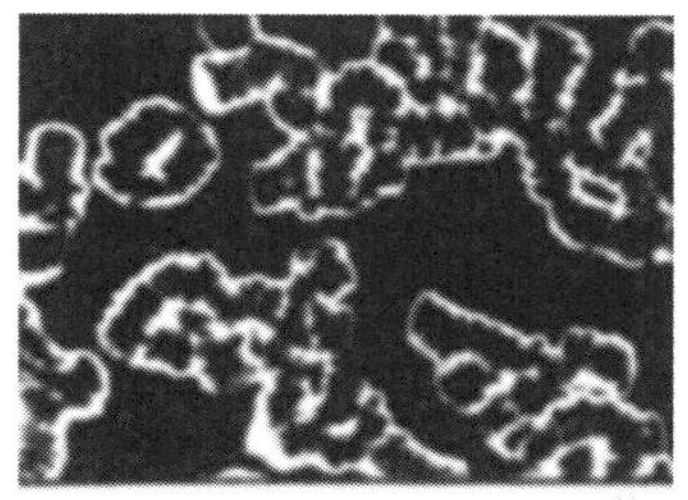

②携帯電話を90秒間使っている時
（赤血球がくっつく）

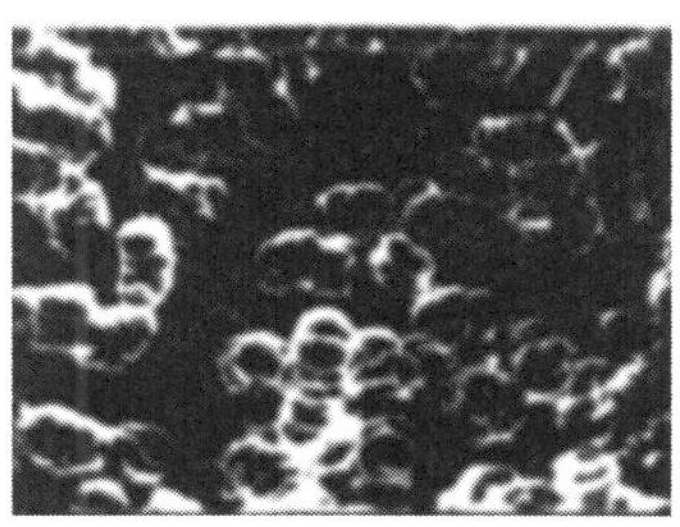

③携帯電話を切った後20分経過
（まだ赤血球くっついている）

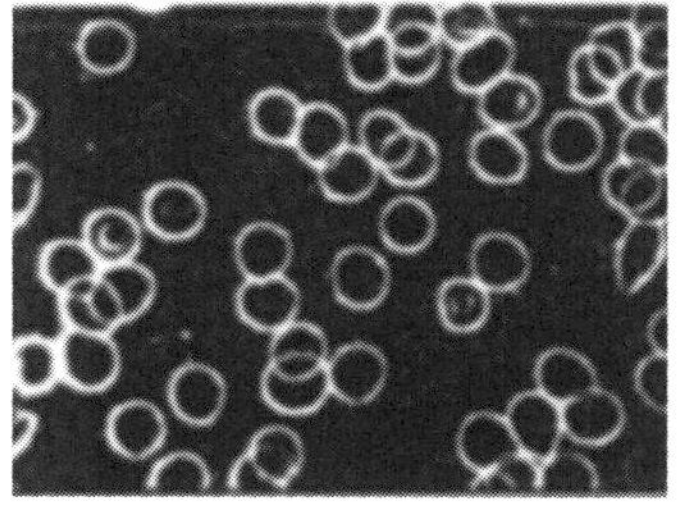

④携帯電話を切った後40分後
（やっとサラサラの状態に戻る）

ドイツの民間研究所の研究より

時にエネルギー体であると捉えている。このエネルギーを古来「気」と呼んできた。病気とは「気の病」と書くが東洋医学では気の流れが悪くなった状態を病気とみる。この目に見えない「気」の状態を調べるために矢山院長が創ったのが「ゼロ・サーチ」という機械だ。

電磁波や金属（とくに重金属）や化学物質といった人間の身体にとって有害で病気を誘発する可能性のある物質や因子に触ったり、接触したり、曝露されると、人間の「気」は変動する。「O（オー）リングテスト」はこれの応用だ。Oリングテストとは、片手の指二本（ふつうは親指と人差し指）で丸（Oの字）をつくり、その二本の指の上に有害物（携帯電話でもコインでもなんでもいい）を置くと、指先に力が入らなくなり指が開きやすくなる。こうして有害か否かを判断するのが「O（オー）リングテスト」である。O―リングテストで指が開くのは、有害物に触れたため脳血流の流れが遅くなり、指先に力が入らなくなるから、と解されている。この気の流れを感知するため開発したのでゼロ・サーチである。磁石が同極同士だと反発し、異極だと引き合うような感じで、気の状態を調べるような仕組みが、ゼロ・サーチという機械に内蔵されている。

生体エネルギーは振動しているが、それと同じ振動数を持つものとは共鳴（レゾナンス）する。ドレミファソラシドの音階の周波数を音叉で共鳴させ判断するのと原理は同じだ。これはドイツの振動医学のグループが提唱している概念である。人間の身体の病変部位に存在する金属、病原体、化学物質や電磁波の存在を、生体の気の流れを感知することで病変部位を推定しようということだ。

「波動医学」というと、筆者もはじめ〝まゆつば〟ものと感じたが、ドイツでは立派に認知されている分野なのだ。この項を書いている時（二〇一〇年九月）、ホメオパシーを批判する新聞記事が大きく報じられているが、日本と違って、ヨーロッパではホメオパシーを評価している国もある。私たちはもっと広い視野で情報を判断する必要がある。

歯科と医科の一体

矢山クリニックのユニークさの柱はなんといっても「医・歯一体」だ。矢山クリニックでは、内科診察が済んだ後に歯科診察も受ける。それは、様々の体調の不良、あるいはがんや難病など治りにくい病気の根っこに、歯科治療で使った金属材料が電磁波を集めていたり、神経を抜いた歯の後始末が悪くそこに慢性の細菌が感染していて悪さをしているケースが多い、と捉えているからだ。

患者によっては自覚症状がないのでわかりにくいが、内科治療を施しても体調が戻らない患者が歯科治療を施すと体調が良くなることが少なくない。矢山クリニックを知ったきっかけである佐賀県内の歯科医の体験だと「若者のうつ状態の約八割は歯科治療で治る」という。後述する新神戸歯科医院の藤井歯科医師とも共通している。「医科・歯科一体」を本格的に検討してみる時代ではないだろうか。

食事の重要さ

矢山クリニックには自然食レストランがある。入院患者や外来患者、病院職員のためのレストランだ。健康維持の三要素は「栄養」「休養（睡眠）」「運動（入浴や軽い運動を含めて）」であると保健体育の授業で教わったが、栄養摂取つまり食事の重要性は電磁波過敏症にとってとりわけ大事だ。ダラスのＥＨＣ―Ｄ（ダラス環境医学治療センター）でもこのことは強調されていた。電磁波過敏症といいつつ、不規則な生活をし、ファーストフードやスーパーの農薬入りの食材を食べ、電気製品に囲まれているような生活をしている人にたまに出会う。空いた口がふさがらない。

矢山クリニックの「食の基本方針」は以下だ。

1　和食中心のメニューに。

2　主食はなるべく米飯（玄米もしくは発芽玄米、三色米を一割程度混ぜるといい）。

3　副食はなるべく豆類、大豆食品、発酵食品、野菜、海草を中心にし、動物性タンパク質は控えめに）。油脂類は控えめで植物性主体に。

4　食材はなるべく新鮮な地のもの、旬なものを。農薬、ポストハーベスト、遺伝子組み換え食品などに気をつける。

5　調味料を選ぶこと。塩は自然塩、酢・みそ・醤油も天然素材のもので、白砂糖は控える。甘味はハチミツ、黒砂糖、メイプルシロップなどを控えめに。

6　インスタント食品、清涼飲料水、ジャンクフードなどは極力控える。食品添加物にも気をつける。

7　牛乳、乳製品は摂らないよう気をつけましょう。伝統的に牛乳を常飲していない日本人は乳糖不耐症のため消化不良になりやすいし、アレルギーの原因にも。

8　調理器具にも配慮を。昔ながらの鉄鍋、土鍋はベスト。ステンレス、耐熱ガラス、セラミック鍋はいいが、アルミ鍋や電子レンジは使わない方がいい。

9　よく噛み、腹八分。間食より三度の食事。

10　こだわりすぎず、食物に感謝して食べることも大切。

最後に、矢山クリニックは自由診療で保険診療はやっていない。それは「歯科治療にしても、保険診療だと良心的な治療ができず、金属を使った人工歯を入れざるをえない」からだ。

矢山利彦院長の次の言葉を厚生労働省の役人はどうとらえるのであろうか。

「国民健康保険料はふつう年間約五〇万円支払う。もしその金をホロトピックセンターに全額払え

矢山クリニックで教わった「重ね煮」

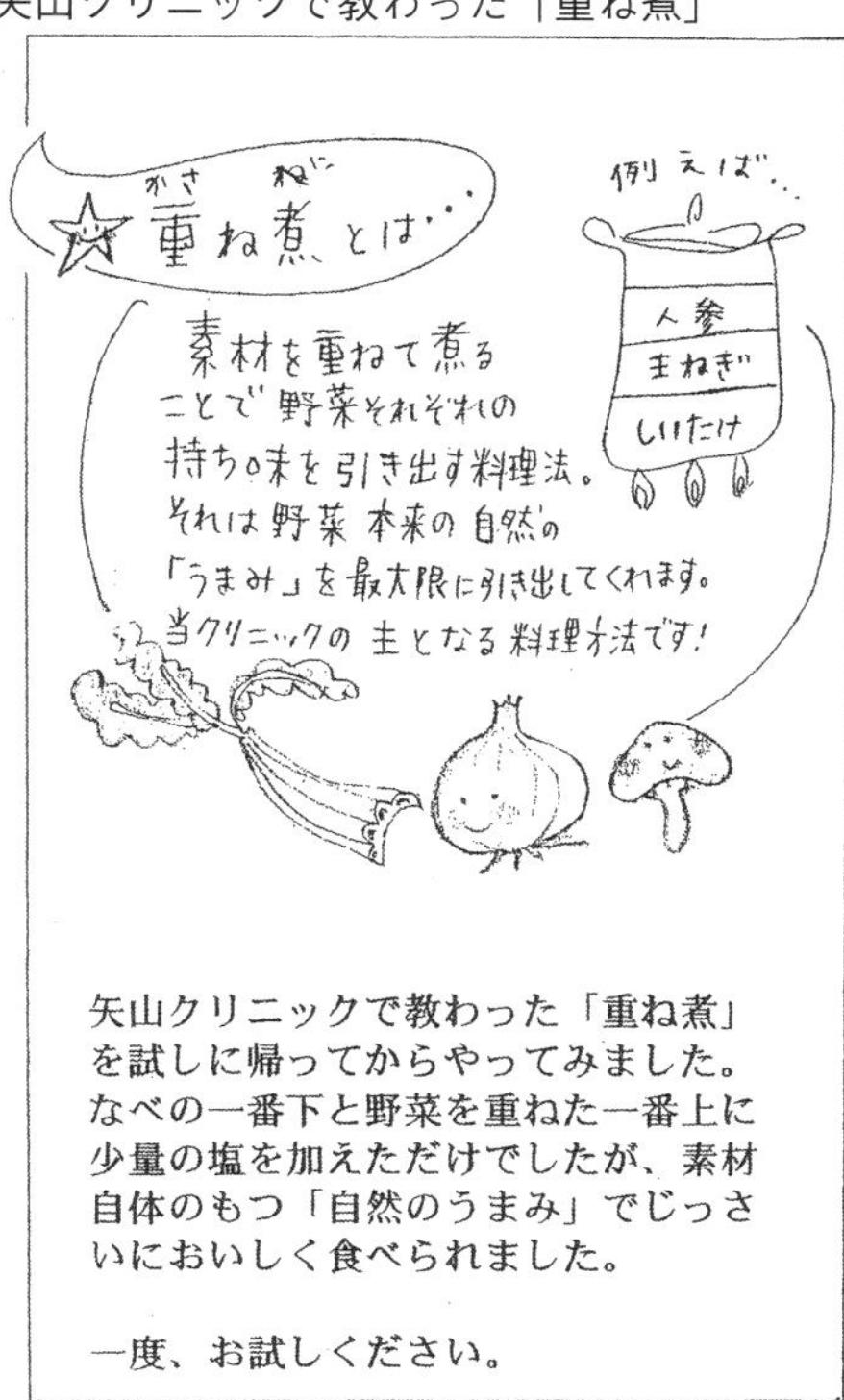

☆重ね煮とは…
例えば…
人参
玉ねぎ
しいたけ
素材を重ねて煮ることで野菜それぞれの持ち味を引き出す料理法。
それは野菜本来の自然の「うまみ」を最大限に引き出してくれます。
当クリニックの主となる料理方法です!
矢山クリニックで教わった「重ね煮」を試しに帰ってからやってみました。なべの一番下と野菜を重ねた一番上に少量の塩を加えただけでしたが、素材自体のもつ「自然のうまみ」でじっさいにおいしく食べられました。
一度、お試しください。

ば、センターはその人に病気にならないよう、食養生や気功を指導する。それでも病気になったら、その年の五〇万円以上は一切とらず、無料で治療する。このシステムが軌道に乗れば、全体とすれば医療費は安上がりに済むし、患者も喜ぶ」。

5　そよ風クリニック～宮田幹夫医師が開業したクリニック

北里大学医学部名誉教授の宮田幹夫医師が二〇〇九年五月から、東京でクリニックを開業した。拙著『電磁波過敏症』（緑風出版）でも紹介したが、宮田幹夫氏は筆者が信頼している医師の一人である。診察を希望する人は必ず下記を読み、約束を守って診察を受けてください。

「そよ風クリニック」
東京都杉並区荻窪二―四一―一二　二階（電話〇三―五三三六―五一三五）
原則予約診療で入室基準を守ることが必要です。自費診療中心です。

（診療科目）アレルギー科
（診療内容）化学物質過敏症、シックハウス症候群、電磁波過敏症
（検査内容）眼球追従運動検査、瞳孔反応検査、平衡機能検査、ＭＴＦ検査パネル、細隙灯顕微鏡検査、心電図、スパイロメーター

（スタッフ）院長　宮田幹夫　他に各種専門医及び看護師、栄養士など

（電磁波過敏症の診察確定技術がありませんので、診断書はお出しできません）

6　歯科医からみた電磁波過敏症～藤井佳朗新神戸歯科院長

二〇一〇年一〇月、池袋の東京芸術劇場で電磁波問題市民研究会主催による「歯科医からみた電磁波障害」講演会が開かれた。当日の参加者は約九〇名であった。その時の講師が藤井佳朗新神戸歯科医院院長である。

藤井歯科医師は、『携帯電話は体に悪いのか?』（現代書林）を書かれている。筆者はある医療関係者の研究会で彼の講演を聞いたのが、知り合ったきっかけだ。

咬み合わせ治療が最初

藤井氏はもともと歯の咬み合わせ治療に取り組んできた。歯はたんに食べるためだけでなく、全身を支えるためのものでもある。スポーツ選手と歯の関係はよく知られている。歯の咬み合わせは、全身の骨や筋肉と密接に関係しており、咬み合わせの異常は全身に影響する。したがって、咬み合わせの調整は、腰痛、頭痛、肩こり、膝痛等の不定愁訴や痴呆症やリュウマチや寝たきり、等々様々な体調不良、病気の治療改善に役立つ。

藤井氏はこうした咬み合わせの治療に長く取り組んできた。

ある時から電磁波の悪影響に気づき始めた

しかし、一九九〇年代に入って、従来の治療では改善しない患者が増えてきたことに気づく。そしてあるアトピー患者の治療がきっかけで、「電磁波による体調影響」に注目するようになった。その患者は二〇代の女性で、何年も皮膚科に通ってもよくならないので、歯科治療を思い立って藤井氏のところに来た。

はじめ藤井氏は歯の金属が原因と考え治療にあたったが、なかなか良くならない。そこでステロイドを使わずにアトピー治療を行う病院に入院し、食事療法を主とした治療を行ったら症状が改善した。ところが、退院して自宅でその病院と同じ食事療法をしたが、またアトピー症状がぶり返してしまった。治療した病院は自宅がある都市とは違う地方都市にあったのだが、その病院と自宅とでなにが一番環境条件が違うかとその患者に聞いてみたら「そういえば、入院していた病院では携帯電話を使わせてもらえなかった」と答えた。そして、その患者が携帯電話を取り出し、耳に近づけたら、まるで立ちくらみでもしたかのように体が大きくふらついた。藤井氏が「携帯電話電磁波とアトピー悪化の関係」を知ったのはその時だ。

口の中の歯科金属がアンテナとして電磁波を集める

それから意識して患者をみるうちに、「携帯電話だけでなく、様々な電化製品から出る電磁波を口の中の歯科金属等がアンテナ役で集めている可能性が高い」と藤井氏は思うようになった。実際、電磁波過敏症の患者の多くは、歯科金属を取り除くと症状が改善した。

しかし、口の中の金属をすべて除去し、レジン（合成樹脂製）やセラミックなどの非金属の詰め物に換えればいいかというと物事はそんな単純でもない。金属や非金属とその患者との「相性」があることがやがてわかった。藤井氏はその「相性」を「Oリングテスト」（矢山クリニックの項で説明）で調べて治療にあたっている。患者によっては、レジンを取り外して金属製のインレーに換えると改善する場合もある。理由はよくわからないが、大切なのは患者さんごとに問題の原因が異なっていて、それぞれに見合った対処法をひとつずつ突き止めていくことだと、藤井氏は思っている。

〝テロリスト〟診断法

ある三〇代の女性の場合、様々な不定愁訴を抱えていたので、ある病院に行った。そして、その病院で検査した結果、「脳脊髄液減少症」と診断された。でも治らないので藤井氏のところに来た。この女性も電磁波に弱く、携帯電話を近づけるとふらつき、うしろによろめいてしまう。そこで口の周囲を銀紙で覆うと、もう携帯電話を近づけてもふらつかない。つまり、歯科金属がアンテナの役割を果たし電磁波を集めていた可能性が強い、と藤井氏は考えた。そこで原因と思われる歯科金属をO—リングテストなどで調べた結果、歯科金属が原因とわかった。そこで歯科治療を施し、歯科金属を取り除いたらその人の症状がかなり軽くなった。

銀紙あるいはアルミホイルで口の周囲を覆うこの方法はかなり有効で、もので顔を覆った状態がテロリストの覆面に似ているので、藤井氏は「テロリスト診断法」と名付けている。

インプラントは要注意

インプラント治療というのが、歯科治療にあるのはご存知の人も多いであろう。顎の骨に金属を直接埋め込む方法だ。主に材質としてチタン金属が使われる。インプラントは骨に癒着するから自分の歯のように強く噛めるという利点がある。しかし義歯（入れ歯）とちがって取り外しは想定していない。このインプラントが電磁波を集める可能性が強いと藤井氏が考えており、やるやらないは人によって異なるので慎重な判断が必要と考えている。

一方で、インプラントではないが、治療の詰め物として金属を使う場合もある。たとえば、金属としては二四金（純金）がいいが、二四金はやわらかいので合金にして固くしないと歯科治療には向かない。そこでこの場合も藤井氏はO―リングテストをして、その患者に向いているか否かを判断している。藤井氏は合金より単一の金属のほうがよりましという考えをベースに持っている、合金のうちでも「アマルガム」には特に否定的だ。アマルガムは、水銀に銀、スズ、亜鉛などを混ぜて固めた金属だが、欧米主要先進国の多くではアマルガムの使用を禁止ないし制限しているという。日本では規制がない。

藤井氏は電磁波の症状を抑える方法としてサプリメントの効果を認めている。どういうサプリメントが効果的かは人によって異なるので、関心のある人は、藤井氏の本『携帯電話は体に悪いのか？』を読んでいただきたい。

藤井氏の本を読んだり、実際に彼の話を聞き、診断しているところを見ていると、「患者の病気を治すのに一所懸命だな」とつくづく感じる。矢山利彦氏もそうだが、患者が治るためならばどんな方法にも取り組んでみようという気概を感じる。気功やO—リングテストをはなから否定する医師は多いが、以下の藤井氏の言葉を西洋医学偏重の医師はどう考えるであろうか。

「高齢者疾患や難治性疾患は、現代西洋医学の治療だけでは、完治しない場合がしばしばあります。それらの疾患は歯に原因がある場合も少なくはなく、歯科治療が効果をあげていることがあるのは、多くの症例が実証しています。にもかかわらず、日本の医療制度は教育制度から保険制度にいたるまで歯科と医科が連携した治療が実施しにくい状態です。

また、現代医学は、今の西洋医学的水準で評価できないものはすべて、科学的根拠がない医療として排除しようとし、東洋医学などのすぐれた治療方法が、難治性の疾患の治療にいかされないという弊害もあるのです」

7 奈良県御杖村にES避難ハウス開設

電磁波過敏症発症者の小林さんが二〇一五年から、奈良県宇陀郡御杖村(みつえむら)にES（電磁波過敏症）避難ハウスを開設した。避難ハウスは二棟で広さは各約六畳である。その他に、避難ハウスに近い別荘地内のセンターハウス（築三〇年）も、一階の二部屋をCS（化学物質過敏症）の方に配慮した内装にしたので利用できる。避難ハウスは標高五〇〇mの山あいにあり、無通電である。御杖村には高圧送電線はなく、周辺三〇〇m以内に電柱電線はない。炊事、入浴、洗濯等は隣接する別荘地内の家（築三〇年）を利用す

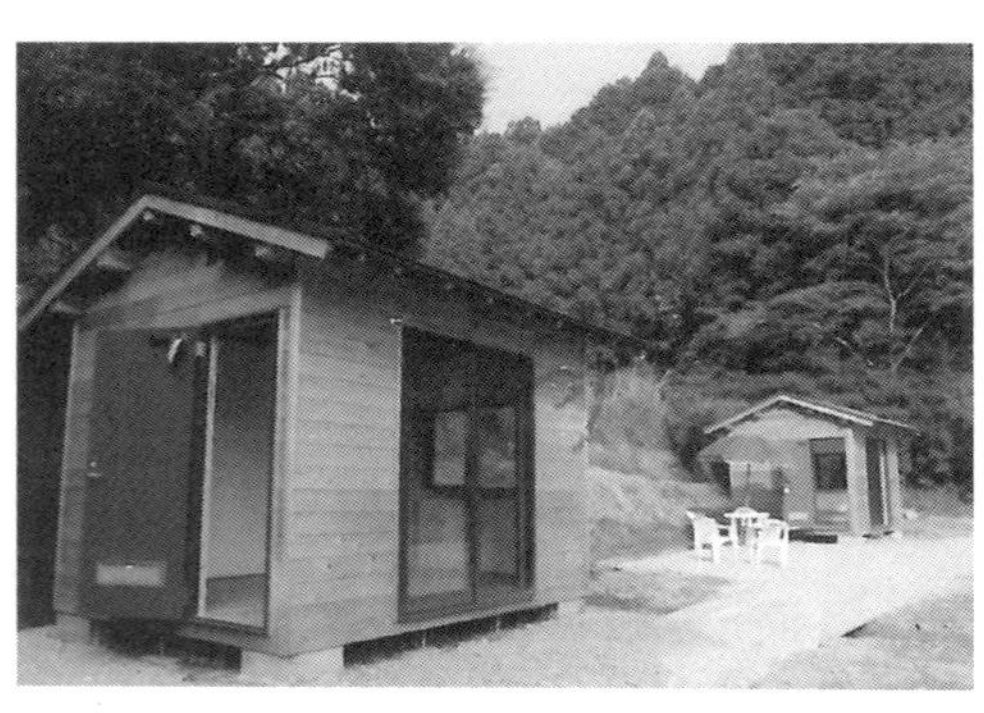

奈良県御杖村の過敏症避難ハウス二棟

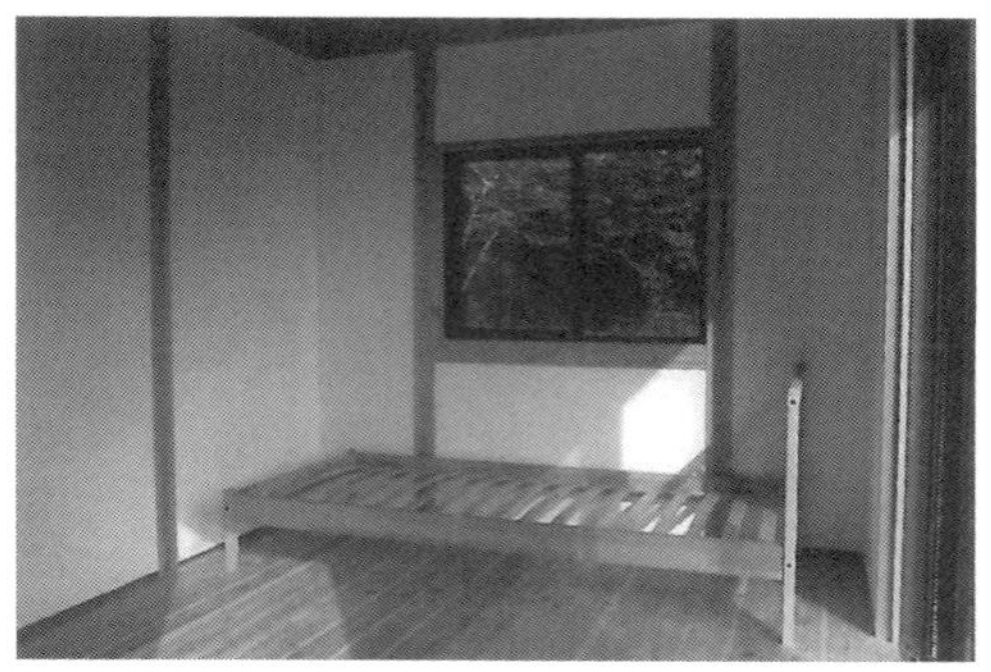

避難ハウス内

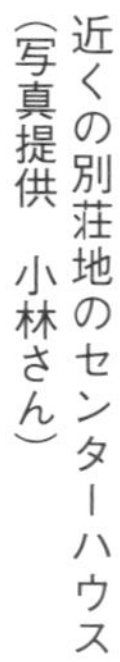

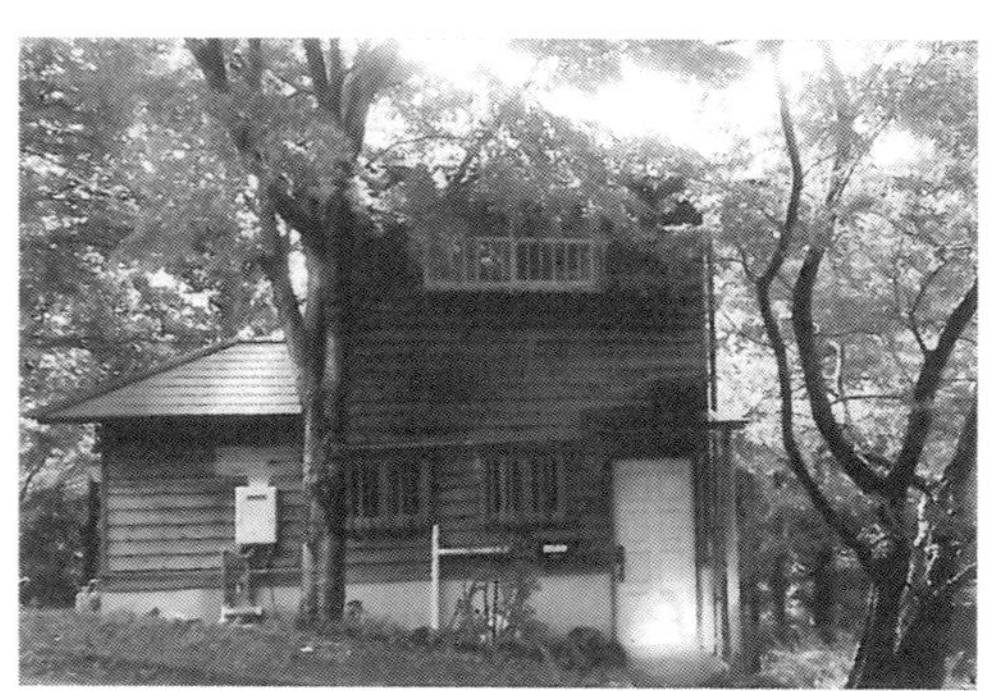

近くの別荘地のセンターハウス
（写真提供　小林さん）

る。炊事できる人は自炊で、不可能な人はヘルパーさんの利用が可能である。食材は無農薬のものが調達可能である。携帯電話は避難ハウスではソフトバンクのみ通じるが、ドコモとａｕは繋がらない。避難ハウスに近いセンターハウスの前には電線があり、三つの携帯電話会社はそこではすべて繋がる。避難ハウスの料金は、部屋代、光熱費、自炊用の調理器具一式、冷蔵庫、洗濯機、浄水ハーレーなどの使用料を含んで素泊まり二〇〇〇円である。一カ月以上の長期滞在の場合は、小林さんと相談となる。すでに何人かの人がご利用されていますが、その中には長期滞在者もいる。

連絡は、小林さんがＥＳなのでＦＡＸ（〇七四五―九五―二七〇九）のみである。必ず事前のファックスによる連絡が必要である。小林さんは、古くからの当会員で、ＥＳとＣＳの治療でいろいろご苦労されてきた人である。自分の過去の格闘から、「なんとかしたい」という強い信念で、避難ハウス開設にたどり着いた。

8 「禁ケータイ」ゾーンをつくるべき～第二のタバコである電磁波

「電磁波は第二のタバコ」という論調を、よく海外のメディアは展開する。米国ではタバコ訴訟で有名な弁護士が、「電磁波は第二のタバコである」と主張し、携帯電話の集団訴訟をしかけたことがある。その裁判は敗訴となったが、今後も新たな研究報告を基にこの種の裁判は何度でも提起されるであろう。微量だが長期間摂取すると健康に影響するので「疫学調査」に向いている点も、タバコと電磁波は似ている。

タバコもはじめはおずおずと一部に「禁煙ゾーン」を設定することから始まり、いまでは主要な公共の場では軒並み全面禁煙になってきている。

電磁波についても、まず、電磁波過敏症の人たちの緊急対策として「禁ケータイゾーン」を設定することから始める必要がある。

1 「禁ケータイ車両」の導入

すでに、欧州でこれを採用している国があるが、山手線、中央線、東急線等の首都圏のJRや私鉄、同じく政令都市の鉄道で、朝夕のラッシュ時の一両だけ「全面携帯電話使用禁止」〈電源オフ車両〉を導入することを検討するべきだ。電磁波問題市民研究会は一九九〇年代後半から、鉄道各社に申し入れているが、「優先席での携帯電源オフ」が車内放送されていても、実質守られていないのが現状だ。

あの当時と比べると電磁波過敏症を訴える人は激増している。そのことは、電磁波問題市民研究会に助けを求めてくる電話やメール、手紙で実感している。導入を緊急に検討すべき時期に来ているのではないだろうか。

2 公共の場でも「携帯電話使用禁止の論議」を始めよう

一九九〇年代後半に行われた電磁波問題市民研究会の鉄道会社への申し入れでは「駅構内での携帯電話使用禁止」も要求した。過敏症患者が激増している今日、駅のホーム、構内に限らず、過敏症の人が安心して外に出られるように、公共の場で、特に人がよく集まる場での「携帯電話使用禁止」の論議を開始すべきである。いきなり設定すれば、社会的反発も多いと思われるので、「なぜ、携帯電話は問題なのか」「電磁波過敏症で苦しんでいる人がいる」ことを社会啓発や社会論議を通じて解決していくことが必要である。また公共の場での公衆電話の復活を求めたい。

3　病院、学校（小、中、高）等での携帯電話使用禁止

病人や子どもや妊婦など、特に携帯電話の影響を強く受ける人が多く集まる場である病院や学校や幼稚園等では携帯電話を使用禁止とし、代わりに公衆電話を設置することで緊急時連絡ができるよう対応すべきである。

4　電磁波過敏症対策として、基地局設置全面禁止ゾーンの設定

現在、総務省は「過疎地域の基地局建設推進施策」として、補助金を支給して全国くまなく携帯電話基地局を建設しようとしている。これでは、「過敏症の住む場所は日本でなくなる」ことになる。税金を使って社会的弱者を追い詰める政策を展開することは許されない。

自然公園や一定の過疎地（過敏症患者の最後の生活拠点）では基地局の建設を規制し、一定の範囲で携帯電話電磁波が届かない地域をむしろ積極的に設定すべきだ。当面、過疎地域への基地局建設推進のための補助金は廃止すべきだ。

第Ⅴ章　リニアモーターカー

1　リニアモーターカーとは

リニアモーターカーというと、電磁石によって車両を浮上させて進行するものとイメージされる。しかし、リニア（linear）とは「直線の」という意味で、直線的帯状に推進コイルを配置し、電流を流すことで磁場（N・S極）を発生させ、N極とS極の引き合う力と反発する力を利用して車両を動かす仕組みを指す。したがってリニアモーターカーと浮上とは本来別物である。浮上しないで、通常の鉄車輪、鉄レールを使って動くものもある。神戸市営地下鉄湾岸線がその例である。

今回取り上げるJR東海のリニア中央新幹線は、浮上式リニアモーターカーである。本書では、この浮上式リニアを「リニア問題」として取り上げる。

2　浮上式には二種類ある

浮上式リニアには「常電導磁石」を使うドイツ型と、「超電導磁石」を使うJR東海型の二種類がある。中国の上海で走っているリニアはドイツ方式で「トランスラピッド方式」といい、JR東海方式（日本方式）は「JR式マグレブ方式（超電導磁気浮上方式）」という。ドイツ方式は、強磁性体の永久磁石と通常の電磁石を使う。日本方式は「超電導磁石」を使う。両者の方式には一長一短があるが、ドイツ方式は車体を地上一センチ浮上させて走行するのに対し、日本方式は一〇センチ浮上させて走行する。なぜ

リニア中央新幹線の原理

どうやって進むの？（推進の原理）

地上の推進コイルに電流を流すことにより磁界（N極、S極）が発生し、車両の超電導磁石との間で、N極とS極の引き合う力と、N極どうし・S極どうしの反発する力により車両が前進します。

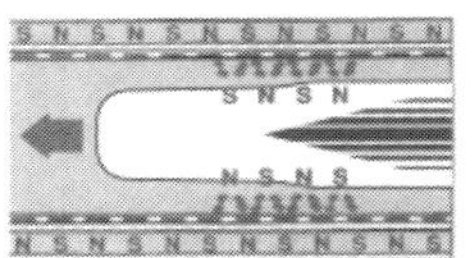

なぜ浮くの？（浮上の原理）

車両の超電導磁石が高速で通過すると、地上の浮上・案内コイルに電流が流れて電磁石となり、車両を押し上げる力（反発力）と引き上げる力（吸引力）が発生し、浮上します。

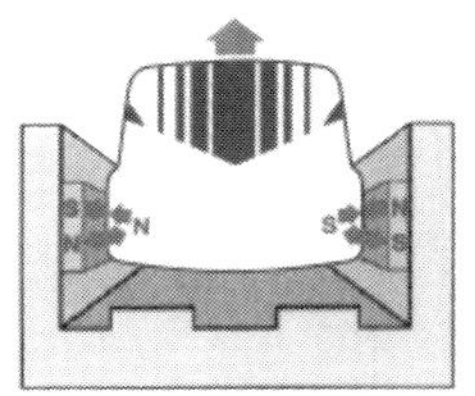

リニア中央新幹線建設促進期成同盟会のホームページより

ＪＲ東海が一〇センチも浮上させる方式を採用したのかというと、日本は地震国なので、ドイツ方式だと衝突の可能性が高く危険だからである。地上一〇センチも重い車体を浮上させて走行させるので、日本方式のほうが電磁波ははるかに強く、それだけ健康影響は大きい。後述するが、上海では電磁波問題を理由に、リニアに対し大反対運動が起き、延伸計画は頓挫している。しかし日本方式のほうが電磁波問題ははるかに深刻なのである。

3　リニア中央新幹線の概要

リニア中央新幹線は、東京〜大阪間を最高時速五〇五㎞、所要時間約六七分で結ぶ計画である。予算は九兆

リニア新幹線想定ルート

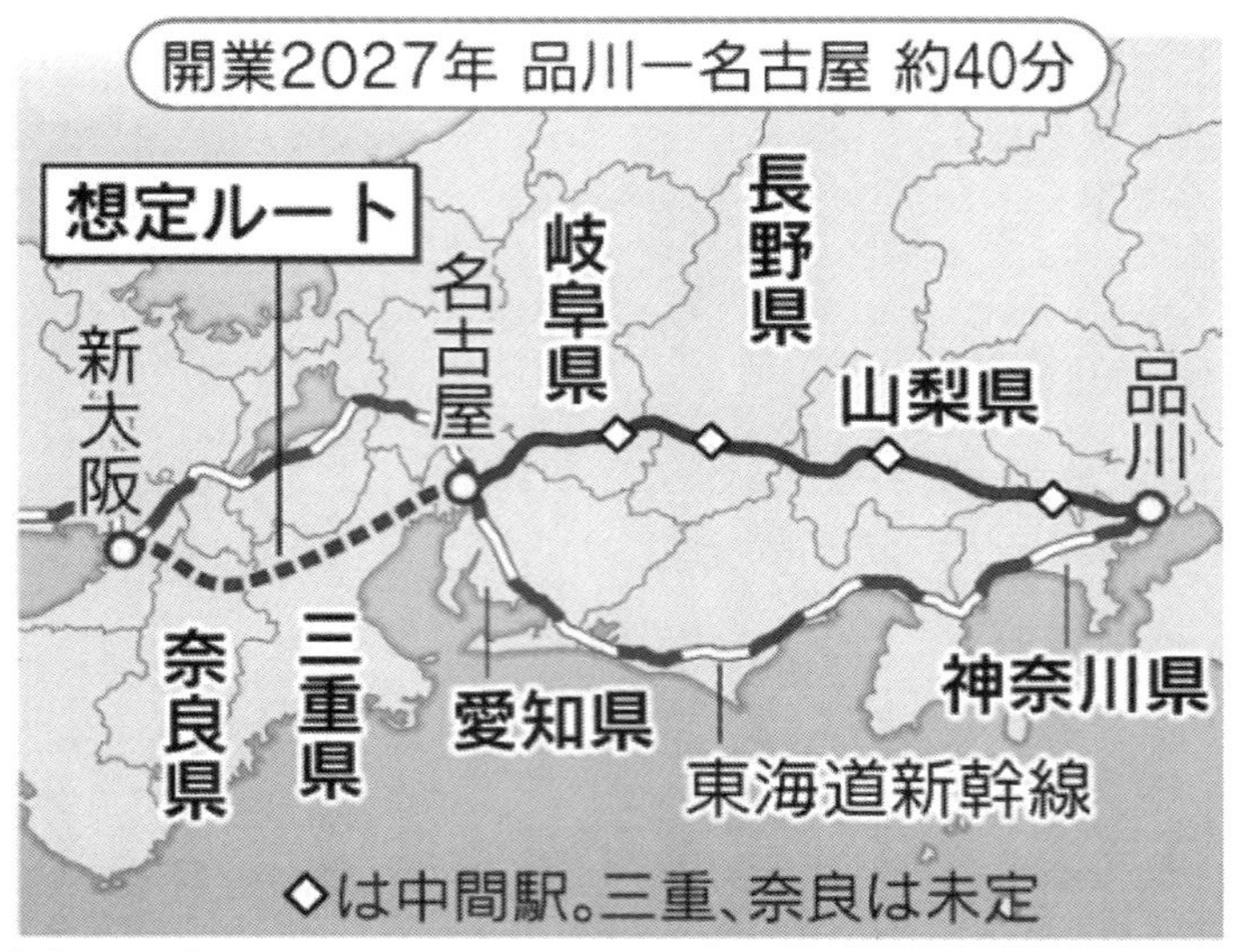

bring com/images

円を超え、完成年は二〇四五年（平成五七年）を予定している。国土交通大臣は、二〇一四年八月にJR東海に対して、品川～名古屋間の工事実施計画を先行的に認可した。認可された品川～名古屋間は、最高時速は同じく五〇五㎞で所要時間は四〇分である。予算は五兆四三〇〇億円で、完成年を二〇二七年（平成三九年）としている。

ルートは直線ルートの南アルプス貫通ルートで、中間駅は各県一カ所で、相模原市、甲府市、飯田市、中津川市の四カ所である。運行は朝の六時から深夜二四時までで、一時間に片道一〇本を予定し、中間駅には一時間に一本停車する。つまり、ほとんどが品川～名古屋間をノンストップ走行する。一六両編成で一回に最大一〇〇〇人を輸送する。全席指定である。運行制御はすべて地上指令の遠隔操作なので、運転士は乗っていない。路線は地下四〇メートル以上の大深度地下なので、実に八六％以上がトンネルである。とにかく輸送すればいい、という設計で、「車窓を楽しむ」とか「旅を楽しむ」余裕はない。車内販売の売り子もいない。超高速で走行させる上で、超伝導磁石に強力な磁場を発生させねばならないので強力な電流を流す。そのため大量の電力がリニアには必要である。それに加えて、南アルプスの山岳地帯を通過するため、勾配もきつく、その急勾配を時速五〇〇キロで走行するため、電力は現行新幹線の三・五倍も消費する。まさに省エネルギー時代に逆行する乗り物だ。民主党政権時代に活断層を理由に停止された浜岡原発をＪＲ東海が再開させたいとしている黒い意図はここから来ている。

リニアはいつも浮上している訳ではない。停車中や低速発信時や駅に近づくにつれて減速すると浮上からゴムタイヤ走行に変わる。飛行機のように、タイヤを上げ下げさせるのである。

4　超伝導磁石方式の仕組み

磁石はＮ極とＳ極があり、同極同士は反発し、異極だと吸引する。リニアは車両側に超伝導磁石を積み、両側（ガイドウェイという）に推進コイルと浮上コイルという常電導磁石を直線的に並べる。そして、磁石の性質を利用し、反発と吸収の力を利用し、推進と浮上に利用する。磁石に強力な推進力と浮上力を持たせるためには磁石（コイル）に強力な電流を流す必要がある。コイルとは、電導線材をコイル状に巻いてあるからそう呼ぶ。通常の電磁石は、銅などからできた導線をぐるぐる巻きにして、そこに電流を流して磁石化する。

ドイツ方式は、車両にもガイドウェイにも常電導磁石を使う。日本方式は、車両側に超電導磁石を使うのが違いである。銅線には電気抵抗があり、あまりにも大きな電流を流すと発熱で、終いには発火する。そこで、液体ヘリウムでマイナス二六九度に冷やした超電導磁石を車体側に設けることで、より強力な反発と吸収力を生み、推進力と浮上力を得ようというものだ。これにより、ドイツ方式では一センチしか浮上しないのに、日本方式では一〇センチ浮上できる。

なぜこのような強力な磁場を必要とするかは、ひとえに日本が地震国で、一センチの浮上では衝突等の事故が生じやすくなるからである。その代償として、超電導コイルの中心の磁場強度は約五テスラ（T）となる。これは静磁場だが、地球磁場は日本の平均で「〇・〇〇〇〇五テスラ（T）」＝〇・〇五ミリテスラ（mT）つまり五〇ミリガウス（mG）である。それから比較しても、十万倍という、いかにとてつもない磁場が生まれるか想像できよう。もちろんコイル中心部の話で、超電導磁石コイルの外壁では約五分の一の「一テスラ（T）」ほどになる。それでも、地球磁場の二万倍の値だ。車体には強力な磁場シールドが施されるから、実際の車内にいる客が被曝する量は大きく下がるであろう。しかし、リニアモーターカーがそうした危険な技術の上に立っているという認識は持つべきだ。

5　そもそもリニアは必要か

リニア中央新幹線の必要性についてＪＲ東海は、東海道新幹線が、巨大地震でマヒした時の代替路線として期待できるとしている。また、東海道新幹線の輸送力が限界に来ていること、そして航空機輸送との競争上、「より速く」「より便利に」輸送する鉄道が求められる、としている。だが一番大切なのは、利用者にとってリニア中央新幹線が本当に安全で、満足度を満たすものなのかどうかであろう。

まず第一に、東海道新幹線が巨大地震でマヒした時の代替路線としてリニア中央新幹線が必要だとしている点だが、中央新幹線のルートである南アルプスには地震の巣と言える断層がいくつも存在している。東海道新幹線がマヒするような巨大地震が起これば、そうした南アルプスの数多くある断層を刺激し、活発化させることは容易に想像できる。いやむしろ連動して同時に動くケースも予想される。東海道新幹線とリニア中央新幹線は位置的にとても近い。東海道新幹線の代替という考えはあまりにも無理がある。

次に、東海道新幹線の輸送力は限界に来ていると言うが、本当だろうか。鉄道専門用語に「輸送人キロ」というのがある。鉄道効率をみる用語だ。その「輸送人キロ」では、東海道新幹線の利用状況は二〇〇八年度決算でみると、対前年度比「マイナス四億九六〇〇万人キロ」である。平たく言うと「前年度に比べてマイナス一・一%」、つまり東海道新幹線利用客が一年間で一・一%減ったのだ。また国立社会保障・人口問題研究所の資料によると、列車を最も多く利用する年代である「一五歳～六四歳の年代層」は現在八一〇〇万人だが、リニア中央新幹線開業年の二〇二五年はその年代層が約七一〇〇万人と、一気に一〇〇〇万人・約一三%も減少する。こうした試算からすれば、「東海道新幹線の輸送力は限界」という根拠は薄弱だ。そもそも利用客自体が減るのであって、輸送力の問題ではない。

さらに、航空機との競合はJR東海の長年の課題だが、かと言って地下トンネルが八六%という異常さ、特に長大な南アルプストンネル内で事故が起きた場合、安全に脱出できるか確信が持てないような、そんなリスクを背負ってまで競合するというのは本来あってはならない。「より速く」を追求するあまり一番大事な乗客の安全性を犠牲にしているという不安は拭えない。

6　経済的にペイしないリニア

先行する品川~名古屋間の建設費は約五兆四三〇〇億円となっているが、JR東海は国から一切資金援助を受けず自前でやるという。本当に自前で財源を確保できる算段があってJR東海は豪語しているのだろうか。

まず、先行計画の問題点から見てみよう。JR東海は、東京~大阪間ではなく、東京~名古屋間を先行開業する計画だ。しかも東京駅ではなく、品川発である。JR東海はリニア中央新幹線を東海道新幹線の代替（バイパス）と位置付けている。東京~大阪間ならばそれなりに利用客は多いと予想されるが、品川~名古屋間である。その間の所要時間は四〇分であり、料金設定予定額はのぞみ号より七〇〇円高い設定である。だからJR東海は「移動時間が短縮される。料金は七〇〇円高いだけだから利用客はリニア中央新幹線を選択するであろう」と踏んでいる。そうだろうか。短縮というが、リニア中央新幹線は大深度四〇m以上深く走行する。そのため既設路線との接続がとても悪い。品川地下駅への乗り換え時間は一〇分~一五分程度かかり、名古屋駅でも地下駅から東海道新幹線駅までの乗り換え時間は一五分程度と予想されている。さらにたとえば、東北新幹線等から乗り継ぐ場合、いったん東京駅を降り、品川まで山手線か京浜東北線を使って移動せざるをえない。しかもリニア中央新幹線は車窓を楽しむことはできない。

東海道新幹線ののぞみ号よりリニア中央新幹線は約五〇分短縮されるとJR東海はいうが、実際は、乗り換え等でそれほど時間のメリットはない。しかも七〇〇円高いとなれば、果たしてJR東海の皮算用のようにいくとは限らない。はじめは興味本位でリニアを利用する客はいるかもしれないが、東京から大阪に行くのに、こんな面倒なことを多くの人が選ぶとは思えない。

次に、JR東海は品川〜名古屋間のリニア中央新幹線の需要予測を一六七億人kmとしている。これは全席満席として出した予測だ。人気があるという東海道新幹線でも座席利用率は六割ほどである。しかもJR東海のドル箱路線である東海道新幹線と競合すれば、客の奪い合いとなり、東海道新幹線の収益も低下する要因となる。

前述したが、一五歳から六四歳の生産年齢人口は大幅に減少するのであり、利用客は減ると考えるのが常識的考えである。

コスト面を見てみよう。JR東海は、品川〜名古屋間のコストを一km当たり一九六億円と試算している。しかし東京の地下鉄新路線（池袋〜渋谷）では一km当たり二七六億円と四割も高くかかる。つくばエクスプレスの秋葉原〜東京間の延長工事だと一km当たり五〇〇億円とさらに一・五倍かかる試算だ。地下鉄と違い、リニアは特殊な技術が必要なのでコストはさらにかかるであろうし、駅の新設、防災施設（緊急避難路確保のための用地買収含む）、金利、等もかかり、いかに「一km当たり一九六億円」試算が甘い見積もりかわかるであろう。東京オリンピックが当初「コンパクト予算」と言われながら、実際は何倍にも膨れ上がった。これと同じで、とても五兆四三〇〇億円で済むとは思えない。コストが上昇し、利用客予想が低下することからすると、リニア中央新幹線はとても経済的にペイしないであろう。

実際、二〇一六年七月二一日付『朝日』記事では「大阪までの全線開業を前倒しするため、国は三兆円を融資する」とあり、JR東海は融資受け入れを前提で検討に入る、と報じている。当初の「すべて自前で資金調達する」の掛け声はどこにいったのか。国の借金の一因である財政投融資の縮小が小泉政権以来の自民党の政策だったのを忘れたのか。昔の国鉄赤字の二の舞をリニアは演じることになるのではないだろうか。

7 事故対策・災害対策がお粗末なリニア

品川〜名古屋間の八六%はトンネルである。ガイドウェイとリニア車体とは間は一〇センチである。巨大地震により、水平または垂直方向に地盤のずれが生じた場合、ガイドウェイが損壊するおそれがある。元々地震国だからこそ一〇センチの距離を置く超電導リニア方式が採用されたのであるが、わずか一〇センチでしかない。巨大地震により、想定外の水平方向、垂直方向のずれでリニア車体とガイドウェイが衝突する可能性は皆無とは言えない。緊急停止するにしてもそこからの脱出は大深度地下ゆえ簡単ではない。

避難口はあるといっても、その間隔は都市部で五キロある。山岳地帯では地上の非常口までの距離が著しく長く、高低差も半端でない。車両等の火災も想定される。トンネル崩壊のおそれもある。老人、乳幼児、妊産婦、障害者、等社会的弱者に対する安全確保が万全とはとても言えない。元々、大深度地下や八六％のトンネル、南アルプスルートなど、安全性を無視した設計の上にリニア計画はある。

8　リニアは深刻な環境自然破壊をもたらす

大深度地下にトンネルを掘るので、地下異常出水や破砕体対策の問題が起こる。特に南アルプスを貫通するため、中央構造線（赤石）、伊那谷、曽根丘陵等々いくつもの断層を横断する。南アルプス（赤石山脈）を貫通する約二五キロの超ロングトンネルのある地域は「メランジュ」と呼ばれる地層である。メランジュとは、「地層として連続性がなく、細粒の破断した基質の中にいろいろな大きさや種類からなる礫・岩塊を含むような構造をもった地質帯」で、崩れやすく水が出やすい特徴をもつ。そのような地質帯なので、地層を流れる地下大水脈の分断が懸念される。

また、土壌大量掘削やその残土処理問題も深刻である。掘削によって生まれる残土量は、諏訪湖を埋め尽くす量である。ＪＲ東海は、環境アセスメント（環境影響評価）を経ていると主張するだろうが、日本のアセスメント制度は「アワセメント」と揶揄される位、事業者に甘い制度で、環境破壊活動への歯止めとしての効力は弱い。

9　ＪＲ東海の杜撰なリニア電磁波に対する姿勢

リニアによる電磁波としては、車内に積まれた超電導電磁石から出る直流磁場（静磁場）がまずある。

また、六Hz（ヘルツ）〜一二Hzと通常の電気の周波数（五〇・六〇Hz）より長い極低周波電磁波が出る。車外では、電磁石に流す五〇・六〇Hzの大電流から極低周波電磁波が出る。直線状に置かれた推進コイルと浮上コイルのうち、推進コイルは、強い交流磁場で推進力を得るので交流磁場が出る。浮上コイルからは直流磁場（静磁場）が出る。他に地上の司令室とを結ぶためのコントロール信号や通信信号として四五GHz（ギガヘルツ）のミリ波といわれる高周波電磁波が出るし、ＬＣＸ（漏洩同軸ケーブル）からは四五〇MHz（メガヘルツ）というこれも高周波電磁波が出る。列車と列車がすれ違う際には交流磁場が発生する。

ところが、ＪＲ東海はアセスメント法の対象項目に「電磁波」がないことをいいことに、自分たちにとって都合のいいデータしか公表しない。たとえば「列車の走行（地下を走行する場合を除く。）により磁界（磁場と同義）が発生するため、対象事業実施区域及びその周辺の環境への影響のおそれがあることから、環境影響評価を行った」という。つまりリニアが地上走行すると沿線周辺に磁場が出るからそこだけは環境影響評価の対象にするというのだ。逆に言うと、地下を走行する場合は環境影響評価対象外として、車両内の乗客やホームで待つ客が被曝する交流磁場（変動磁場）の値は一切公表しないのである。こんな不誠実な対応があろうか。

ＪＲ東海は、車内については直流磁場（静磁場）だけ不十分ながら公表している。

前にも述べたが、車内に積む超電導磁石が最大の発生源だが、磁場の強度は中心部で五テスラ（Ｔ）である。

一テスラは一万ガウス＝一〇〇〇万ミリガウスであるので、五テスラは五〇〇〇万ミリガウスである。超電導磁石の表面部の磁場強度は一テスラ（Ｔ）である。それでも一〇〇〇万ミリガウスだ。リニアと強

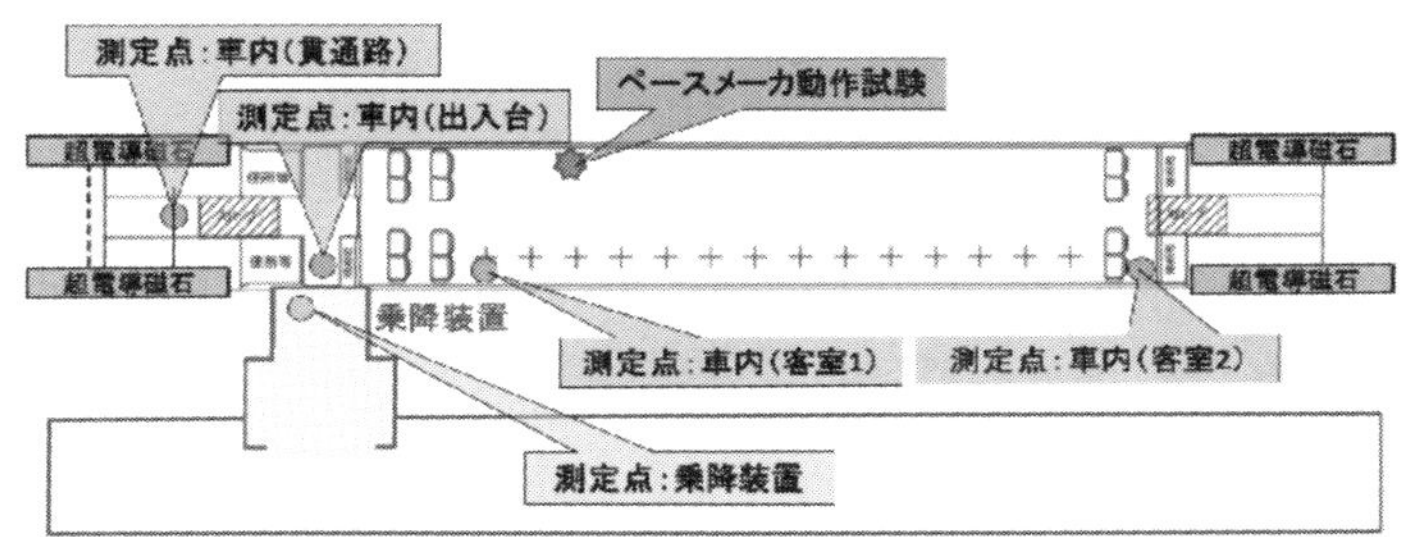

ＪＲ東海による測定場所（超電導リニアの磁界測定データについて 平成25年12月）

い磁場の関係は、切っても切り離せない。

ＪＲ東海は、「ドア開状態（つまり停止時）での静磁界（場）計測結果」として、昇降装置部（乗降タラップ）と接続部（連結部）と車内（出入台）の三カ所を計測している。計測位置は車外との隔壁から三〇センチ離れた位置で、昇降装置部で床からの高さ五〇センチ、一メートル、一・五メートルの位置、接続部と車内（出入台）で床上三〇センチの位置をそれぞれ計測している。昇降装置部では床上五〇センチで〇・六ミリテスラ（ｍＴ）、一メートルで〇・五三ミリテスラ、一・五メートルで〇・四六ミリテスラ、接続部では床上三〇センチで〇・六九ミリテスラ、車内では床上三〇センチで〇・五四ミリテスラ、である。ＩＣＮＩＲＰ（国際非電離放射線）は熱作用・刺激作用といった短期影響しか重視していないが、それでも心臓ペースメーカー等装置者について〇・五ミリテスラが限界としており、リニアはこの基準を満たしているとは言えない。

「車内（客室、貫通路測定結果」では、車内貫通路と客室一（超電導磁石から数メートル離れていると思われる座席位置）と、客室二（超電導磁石に最も近い座席位置）について、車内隔壁から〇・三メートル離れた地点で床上〇・三メートル、一メートル、一・五メートルを測定している。ここは停車時と走行時の二つを測定しているが、停車時は貫通部（連結部）では床上〇・三メートルで〇・九二ミリテスラ、一メートルで〇・八一ミリテスラ、一・五メートルで〇・四四ミリテスラ、である。客室一では床上〇・三メートルで〇・〇四ミリテスラ、客室二では床上〇・三メートルで〇・三七ミリテスラ、一メートルで〇・三七ミリテスラ、一・五メートルで〇・三一ミリテスラ、と測定している。

しかしながら、肝心な走行時では速度不明ながら、各所〇・三メートル地点しか測定していない。走行時測定では、貫通部で〇・九〇ミリテスラ、客室一の記載はなく、客室二は〇・四三ミリテスラ、である。貫通路には超電導磁石が置いてあり、乗客がトイレにいくため貫通路上を歩くケースはある。貫通部の値は、心臓ペースメーカー装着者が危惧する値である。心臓ペースメーカー装着者はトイレに行くなというのか。

ＪＲ東海にとって、不都合を思われる場所は測定していないか、あるいは測定していても公表しない。なによりも直流磁場（静磁場）だけで、実際には発生している変動磁場（交流磁場）にはまったく触れていない。まさに臭いものにふたである。

ドイツ方式と日本方式の違い

ドイツ方式は「トランスラピッド」といい、日本方式は「ＪＲ式マグレブ」という。ともに、「磁気浮上式高速鉄道方式」という点では共通している。「マグレブ」とは、英語の「magnetic levitation」（磁気浮上）

の省略呼称である。その意味では両者ともに「マグレブタイプ」ではある。だが中身は違う。

まず日本の「JR式マグレブ」から説明する。日本方式はJR東海と鉄道総合技術研究所の共同開発で、「超伝導電磁石」を使う。これは世界でも日本独自の方式だ。超伝導電磁石方式は優れた面もあるが、同時に超伝導電磁石が強力な磁界を発生するという厄介な問題を抱えている。

ドイツ方式は中国の上海でいち早く実用化された方式である。トランスラピッドとは、この方式を開発し販売したドイツの企業名から来ている。このドイツのトランスラピッド方式は、超伝導を使わない永久磁石と通常の電磁石を使うため、コストが日本方式より安く済む。また日本のJR式マグレブと違って停車時も浮上しているので、常時車輪を必要としなくて済む。ただし、浮上は車両と軌道の間で約八ミリしかないため、地震多発地帯や地盤軟弱地域では「困難要素」となる。日本のJR式マグレブは約一〇〇ミリ浮上する。ドイツのトランスラピッドは、浮上が少ない分、磁界発生量が少なくて済む。

超伝導の場合はそのために必要な「液体ヘリウム冷却」が必要なのでコストがどうしても高くなる。地震多発国の日本ではコストが高くなるとわかっていても「超伝導電磁石」を使わざるを得なかったのであろう。むろんJR式マグレブならば「地震でも安全」という保証はない。

上海リニア新線、住民の猛反発で暗礁に乗り上げる

二〇〇二年に中国の上海市内と浦東国際空港間三〇㎞を結ぶ、世界初のリニアモーターカー実用線が開通した。ドイツ方式の「トランスラピッド式」が採用されている。日本のリニアより、コストが安く、

上海リニア路線図

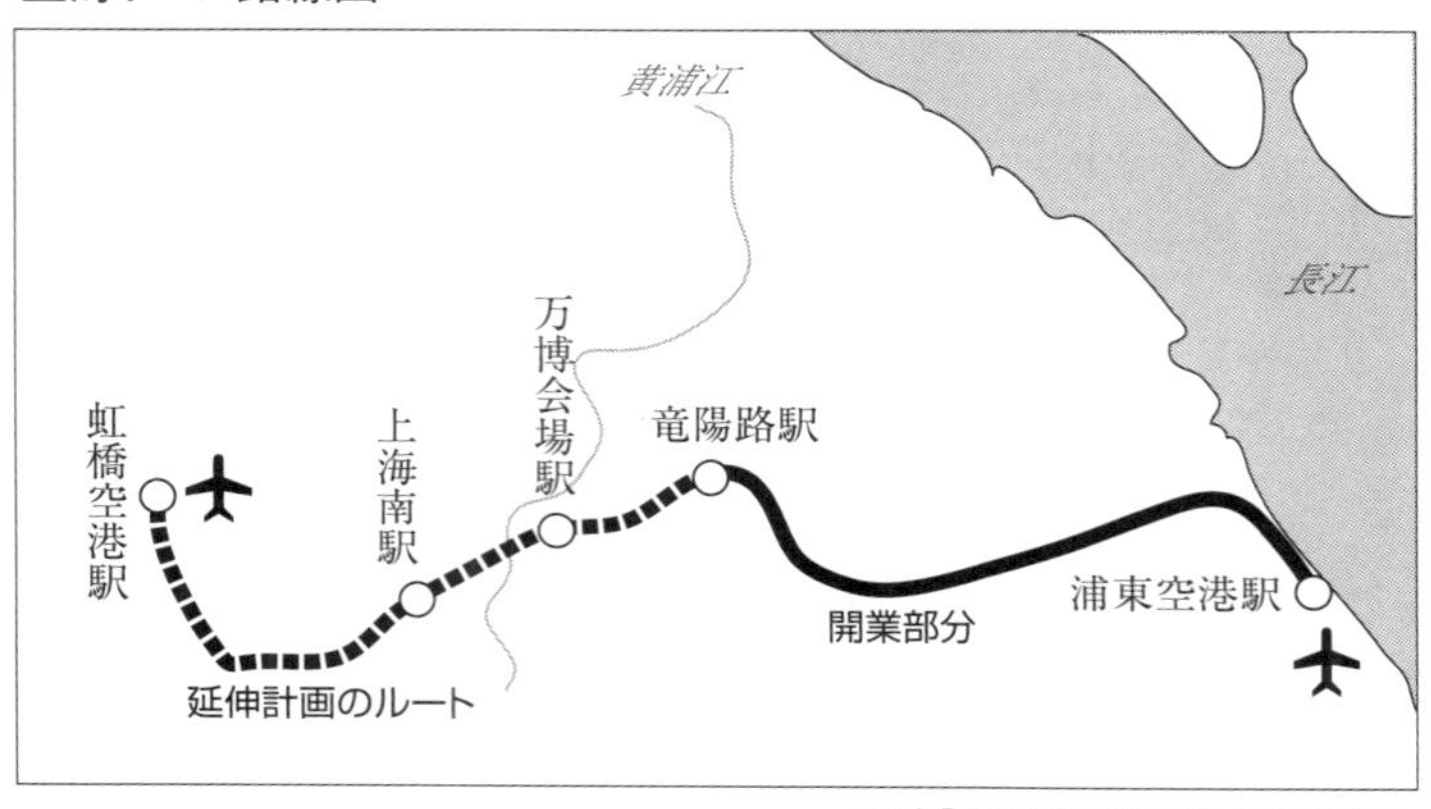

出典）『朝日新聞』2008年1月16日付け

電磁波発生量が小さいことでドイツ方式に軍配が上がった。最高時速四五〇kmで運行するリニアモーターカーは「上海リニア」と呼ばれている。

浙江省当局は、上海万博開催に合わせて、上海市と杭州を結ぶ延長新線を着工することを二〇〇七年に発表した。これに対し、電磁波とくに磁場による健康被害を心配する沿線住民が反発し、激しいデモ等を展開した。一日のデモで五〇〇〇人以上が集まった時もある。

住民の反対運動に会い、一方の当事者である上海市当局はリニアモーターカーの「環境影響評価報告書」を作成し、「まだ騒音や景観悪化などリニアモーターカーには解決しなければならない問題点がいくつかあり、検証の段階にある」と慎重な姿勢を示し、当初計画の「二〇一〇年工事着工計画」は中断となった。延長新線は約一九九kmあり、そのうち「上海〜杭州間」は約一六四kmである。当初計画では二〇一〇年に工事が着工し、二〇一四年に完成の予定だった。総事業費は二二〇億元（当時円換算で三三〇〇億円）という大規模な計画だ。

共産党支配で上の決定には服従する中国社会で、決定が覆されるのは異例である。それだけ住民の反対運動が強かったのであろう。もう一つの要素としては、二〇〇七年一〇月に開催された中国共産党大会で、党指導部が「環境重視」を打ち出したことが影響したのではないか。

日本の新聞は報道しないが、「携帯電話基地局建設に反対する住民が、携帯電話会社の営業所にコンクリートミキサー車を突入させ、営業所フロアーに生コンをぶちまけた」、なんていう過激なニュースが時々、インターネット情報で入ってくる。ちなみに、台湾では、携帯電話基地局建設計画が九〇〇基以上中止になっている。いかに激しい住民の反対があるかを物語っている。中国の基地局電磁波規制は日本よりはるかに厳しい。経済だけでなく、電磁波問題でも中国に追い越される時代である。

第Ⅵ章　スマートメーターの問題点

1　スマートメーターとは何か

これまでの電気メーターは、電力会社から派遣された検針員が各家庭や事業所等を訪問し、電気メーターのメーター数値を目視で把握記録し、その数値を基に後日、電気料金がユーザー（利用者）に請求される、というものだった。これに対し、スマートメーターは、機器自体に通信機能が備わり、家の近くの電柱に設置されたアクセスポイント（コンセントレーターという）に基本的には無線でデータを飛ばし、最終的には電力会社のコントロールセンターでデータを集約し、電力会社が一括管理把握する、というものである。

スマートメーターの通信方法は三つある。

一つは、「無線マルチポップ方式」といい、各家庭や事業所に設置されたスマートメーターがあたかもバケツリレーのように隣同士電波を受け渡していって、地域のコンセントレーター（集約装置）と交信する方法である。これが全体の約六七％を占める。

二つ目は、ＰＬＣ（電力線通信）方式で、電力線（電灯線）を利用して通信する方法である。高層建物が密集していて電波が届きにくい地域で採用される。全体の約七％がこの方式だ。

三つ目は、「一対Ｎ無線」（直接無線）方式で、携帯電話と同じように基地局と直接通信する方式である。山間部のように過疎地で、各家庭ごとにバケツリレーすることが不向きな地域で採用される。全体に占める割合は約二六％である。

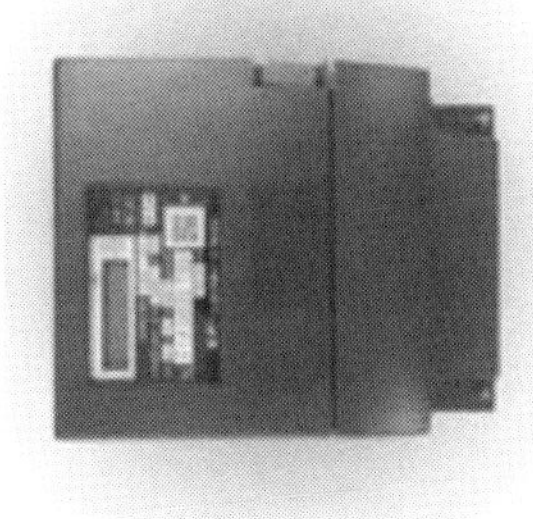

スマートメーター

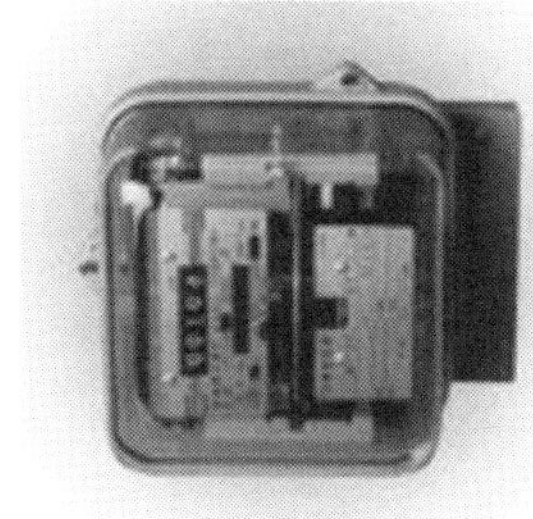

従来型メーター

（アナログメーター）

bring com/images

■３つの通信方式

※1メッシュ：400M×250Mのエリア

□0 □1〜9 ■10〜29 ■30〜59 ■60〜99 ■100〜［メーター/メッシュ］

	無線マルチホップ（MH）	PLC	携帯
方式イメージ	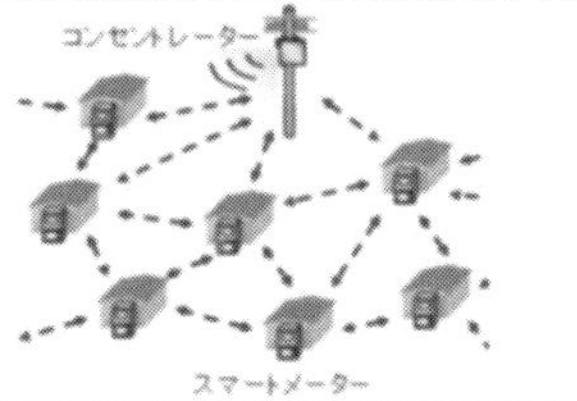 コンセントレーター スマートメーター	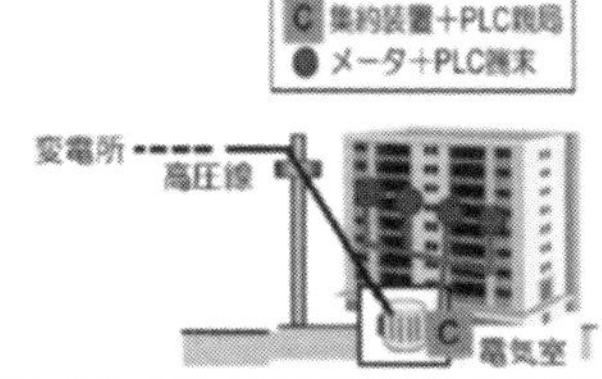 C 集約装置＋PLC親局 ● メータ＋PLC端末 変電所 高圧線 電気室	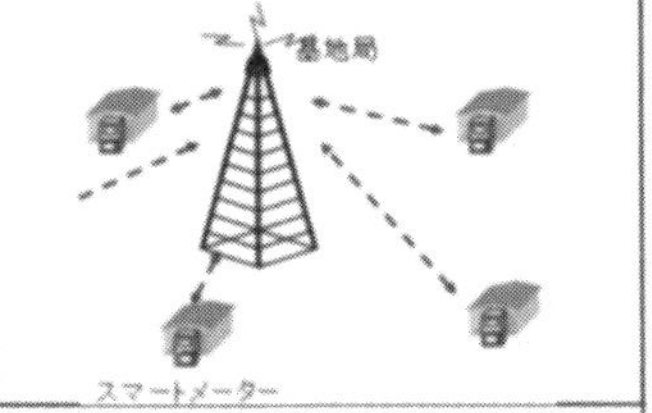 基地局 スマートメーター
割合	約67％（展開完了時）	約7％（展開完了時）	約26％（展開完了時）
考え方	メーター密度によるコスト分岐点を定義し、都区内・周辺及び周外辺毎に一定台数/メッシュ※を超えるエリアに適用。	全エリアを対象に、収容戸数が一定数以上の集合住宅に対して適用。	無線MH・PLC以外のパターンに適用。また、導入初期には、ネットワーク接続率を高めるため無線MHエリアにも適用。

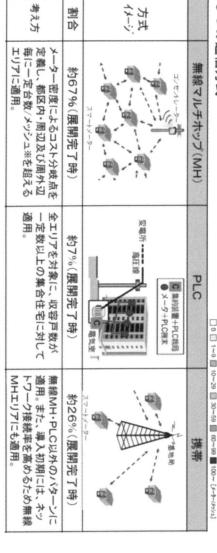

スマートメーターの三つの通信方法（東電「スマートメーター使用策定・調達に関わる取組概要について」2013年９月11日）

一つ目のコンセントレーターと電力会社コントロールセンターの間や、三つ目の基地局と電力会社コントロールセンターの間は、有線で結ばれる場合と携帯電波を利用して結ばれる場合ある。二つ目のPLC方式は、コンセントレーターを経由する場合と、直接電力会社コントロールセンターを結ぶ場合がある。

一つ目と三つ目はもろに電磁波被曝問題だが、二つ目のPLC方式も、専用回線と違い電灯線を使うので、電磁波漏洩が深刻である。

アマチュア無線愛好家たちは、「無線妨害の危険性が高い」ことから、一番PLC方式に反対している。当然人体への漏洩被曝の危険性は強い。

東京電力エナジーパートナー㈱は、「スマートメーターは、毎月の検針業務の自動化やHEMS等を通じた電気使用状況の見える化を可能にする電力量計です」と説明している。検針業務の自動化とは検針員の首切り合理化に他ならず、電力会社の利益づくり行為でしかない。「HEMS」とはあまり聞き慣れない言葉だが、ヘムスと読み、日本語に訳すと「住宅用エネルギー管理システム」を意味する英語の頭文字を取った省略語である。

電気製品にマイコンチップを埋め込み、電気量を時間単位で把握し「電気の見える化」を狙ったシステムである。

関西電力のホームページはもっと分かりやすい。「お客さまの電気ご使用量を三〇分ごとに計測・記録でき、通信機能を持つ新しいメーターです」。そのとおりである。スマートメーターは三〇分毎にユーザーの電気量を把握するシステムである。

2　各家庭のプライバシーは筒抜け

電気製品はそれぞれ特有の電磁波発生パターンを有する。だから、三〇分毎に記録把握したデータを解析すると、その家庭の生活スタイルが把握できてしまう。「いつ起きたか（点灯する）」「いつ寝たか（消灯する）」「いつ調理しているか（電子レンジを使う）」「いつ風呂に入るか」「いつ不在か」「いつトイレに入るか（洗浄トイレ使用）」「いつテレビを見るか」等々がわかるということは、プライバシーが筒抜けになるということだ。ＨＥＭＳ（ヘムス）の見える化というのも、それがユーザー個人の把握する範囲においては節電意識の促進となり有効だが、それが外部に把握されれば、ユーザーの生活スタイルの「見える化」を意味する。

スマートメーターの「メリット」として、電力会社は「三〇分ごとの電力使用データーを利用した新ビジネス」を謳う。

たとえば、その家がいつ不在か、いつ在宅かがわかれば、新聞代の徴収や宅配便の配達が空振りにならず、実に効率的に料金徴収ができるので、そうした業者にとってはのどから手が出るほど欲しいデータである。裏を返せば、犯罪者にとってもおいしいデータである。電力会社はデータは暗号化されているから悪用できない、というが、そんな暗号解読は昨今の知能犯にとっては赤子の手をひねるようなものである。東電社員やデータサービスを受ける側からデータが流出する可能性もある。現にそうした類似事件は頻発している。

3　海外ではトラブル続きのスマートメーター

○米カリフォルニア州の電力会社「PG&E社」は、スマートメーターに周波数九〇二〜九二八メガヘルツ、出力一ワットを使用している。同社は電磁波発生量はメーターから三〇センチで「八・八μW／cm²」の調査は、その二〇倍の「一八〇μW／cm²」が計測されたとしている。この数値は、欧州のリヒテンシュタイン国の基準値「〇・一μW／cm²」の一八〇〇倍という高い値である。実際に、偏頭痛、目のかすみ、不整脈、等々の症状を訴える人など健康被害トラブルは多く出ている。

○米カリフォルニア州の四二自治体では、トラブル回避のため、スマートメーター設置後一年間は解約できる「モラトリアム期間」を採用している。

○英国経営者協会（IoD）は、二〇一四年三月、国が進めているスマートメーター計画の「停止または廃止」を求める報告書を公表した。英国経営者協会は日本の経済同友会の協力団体で、英国内で有力な経営者団体の一つである。

○スマートメーター導入は「EU（欧州連合）指令」であるにも関わらず、EU加盟二七カ国中、一一カ国がスマートメーター導入を止めた。

○オーストラリアの新聞『Today Tonight』は、スマートメーターが爆発したり、発火し火事になったケースを報じている。

○米カリフォルニア州で、スマートメーター設置後、料金がこれまで平均で八〇ドルだったのが、いきなり三二九ドルと四倍も跳ね上がったといった苦情が続出。
○米メリーランド州の電力会社「ＰＥＰＣＯ社」では、これまでに五七万台のスマートメーターを設置したが、一〇〇〇件以上の撤去要望が出ている。
○米カリフォルニア州の電力会社「ＰＧ＆Ｅ社」は、スマートメーター導入を強制でなく、オプション（選択）方式を採用すべきだとの公的機関からの指導を受け入れた。
○オーストラリアのニューサウスウェールズ州エネルギー大臣は、「他州での失敗を教訓に、わが州ではスマートメーターの義務化は絶対にしない」と語った。
これらはほんの一例で、挙げたらきりがない。

4　日本でも起こっている健康被害

○大阪府のＰさんは、化学物質過敏症で電磁波過敏症も併発している。しかし早期発見と早期治療で回復傾向にあった。二〇一五年一月中旬から下旬にかけて、関西電力がメーターを交換するというチラシが入った。チラシには「交換」とあるだけでスマートメーター交換とは書いてない。同年二月六日に帰宅し玄関ドアを開けた途端、ものすごいめまいに襲われ倒れた。立ち上がると、ドアの後ろ側に小さな「スマートメーターに交換しました」と書いてあるお知らせが入っていた。それからＰさんの闘いが始まった。いろいろあった末、最後はアナログメーターに替えさせた。Ｐさんはアパートの両隣の家にも説明し、両隣の家もアナログメーターに替わった。こうしてPさんは体調が良くなった。Pさんは自分だけよければいいという問題でないとして、「アナログメーター存続を求める」署名活動を始め、五三七〇筆集まった段階で経産省に直接出向き署名を提出した。

○当研究会には、毎月数件の「スマートメーターで体調を崩した」という相談が舞い込む。具体的には、耳鳴り、頭痛、目のかすみ、不整脈、不眠、めまい、疲労感、等々多様である。事務局長の私は平日は仕事で不在なので、常駐ならばもっと多い相談がきているはずだ。電力会社は「国基準を下回っているから安全だ」と言うが、これは「延岡市の基地局裁判」（二二一ページ掲載）でKDDIが「ノセボ効果」（思い込み）と主張したのと同じで、不誠実極まりない。日本の総務省の電波防護指針値（一〇〇〇μW／cm²）は、熱作用しか見ていない。細胞の熱を上昇させるだけが電磁波の生体影響ではない。そのことは欧州の多くの国が、電磁波の非熱作用（生物学的影響）を認めて、日本の基準値よりずっと低い値を採用している時代なのだ。電力会社は電磁波に敏感に反応する人たちに真摯に向き合うべきであろう。

5　スマートメーターへの交換に法的義務はない

日本には計量法があり、一定期間を経た後、該当する計量機器の計測値が正しく表示されるよう、機器の変更あるいは部品交換が義務づけられている。商店で使われている「はかり」が正しい表示のものでなければ安心して買い物はできない。電気メーターは一〇年ごとにメーター自体の交換ないし、部品交換が義務付けられている。しかし、スマートメーターに替えねばならない法的義務はない。交換する必要があるならばこれまで同様のアナログメーターに替えればいいだけだ。

ところが、電力会社は「交換は法律で決まっている」とか「閣議でスマートメーター化は決まっている」とあたかもスマートメーター交換が義務であるかのような説明をする。たしかに閣議で、二〇一〇年六月に「原則全ての需要家にスマートメーターの導入を目指す」、二〇一四年四月に「二〇二〇年代早期に、スマートメーターを全世帯、全事業所に導入する」と決定している。しかし、閣議決定と法律制定はまったく別物である。時の政権が一定の方針を立て、目指す方向を示すのは当たり前のことだが、政権の方針に反対する政党（野党）や国民の声がそれとは異なることはよくあることだ。閣議がスマートメーターを導入したいと思っても、法的裏付けがなければそれはあくまで努力目標でしかない。スマートメーター化したいのは電力会社であり、それを後押ししている経産省である。経産省と電力会社の関係は原発問題で顕著なごとく、密接でかつ問題である。いずれにしても、計量法による一〇年毎の交換とスマートメーターへの交換はイコールでない。実際、交換のチラシが来て、「アナログメーターで交換してください」と主張し、そうしている家は何軒もある。

6　「新電力契約にスマートメーターは不要」（政府答弁）

二〇一六年三月一四日の参議院予算員会で、思いがけない政府答弁が出た。

小林正夫議員（当時民主党）「二〇一四年四月のエネルギー基本計画では、二〇二〇年前半に各家庭と一般の全事業所にスマートメーターを導入すると謳われております。したがって電力の供給契約を変える時には、現在の積算電力計（筆者注：アナログメーターのこと）のままでも切替ができる、スマートメーターが切替の条件ではない、と私は受け止めていますけど、それでいいですか」。

この明確な質問に政府側も以下のように明確に答えた。

経産省資源エネルギー庁電力ガス事業部長（経産省担当責任者）「お答え申し上げます。ご指摘の通り、スマートメーターが設置されておらずとも、契約先の切替は可能でございます」。

これほど明確な答弁はない。

しかし、電力自由化後設立された二〇〇社近い「電力小売り事業者」のほとんどは、裏での経産省の「スマートメーター推進姿勢と説明」に翻弄されている。

スマートメーターを取り付けないと、自分たちが売った分の電力計算ができないと思い込んでいるのと、アナログメーターだと自分たちで検針員を雇わねばならない、と勘違いし、ほんの数社を除いて、電力会社と歩調を合わせ「スマートメーター設置が切替の条件」と主張している。検針員を雇うという勘違いについては、電力が自由化しても送電、配電、検診は従来通り電力会社が行うのであり、小売り事業者が心配することではない。

スマートメーター取り付けを切替条件とする小売り事業者に問うが、欧米でスマートメーターが導入されていなくても、電力自由化が進んでいるのはなぜなのか、あなたたちは調べたことがあるのか。詳しい説明は省くが、欧米では「ロード・プロファイリング」という手法を使う。サンプルデータを使って消費者グループの消費者パターンを推計して料金を割り出す方法である。この方法は資源エネルギー庁も了解している。

7　アナログメーターは「製造していない」、「在庫はない」というウソ

ところが、最近見られるケースは、「アナログメーターに替えてください」というと、電力会社が「もうアナログメーターは製造していない」「在庫もない」ので、スマートメーターしか交換できないと言ってくるという苦情が当研究会に多数寄せられている。

日本電気計器検定所という組織がある。経産省所轄法人である。そこが二〇一六年二月に当研究会に答えた内容は、以下だ。「三菱電機、大崎電気は機械式メーター（アナログメーターのこと）を製造し続けています」。

なぜかというと、「子メーター」というのがある。アパートの大家が「親メーター」を取り付け、一括して店子（たなこ）（アパートを借りている人）の電気料金を支払う。後で、大家は店子の使用量に応じて個別に請求する。店子つまりアパートを借りている部屋ごとにつけられているのが「子メーター」である。親メーターがスマートメーターになっても、子メーターはアナログメーターのままというケースは少なくない。子メーター交換は大家の負担であるし、アナログメーターのほうがスマートメーターより安いからだ。電力会社からすれば親メーターを通して料金が徴収できれば、子メーターまでとやかく言う筋はない。だから閣議で決めようが、法制化しないかぎり今後もアナログメーターの製造は続くし、在庫も当然ある。平気でウソを言う電力会社は許されない。

8　「通信部を外すから」という新手

最近多いケースは、「通信部を外すから電磁波は出ない。一カ月ごとに検針員が訪問する」ととにかくスマートメーターへの交換を急ぐ手口だ。たしかに通信部を外せば高周波電磁波は出ない。しかしこの手口の問題点は、①検針員が来て、一カ月蓄積された「三〇分毎のデータ」は電力会社に持って行かれる、②今後も検針員がずっと来るという保証はない。実際、今後も通信部はつけず、検針員が訪問する方法を続けるというなんらかの確認（ふつうは文書確認）をしてほしい、という要求には応じない。通信部の取り外しは簡単で五秒以内でできる。反対に取り付けも五秒以内でできてしまうということだ

第Ⅶ章　オール電化（ＩＨ調理器）、無線ＬＡＮ、スカパーアンテナの問題

1　オール電化（ＩＨ調理器）の問題点

テレビのコマーシャル効果もさることながら、「オール電化」や「ＩＨ調理器」「エコキュート」の普及が進んでいる。千葉県南部の建築業者は「新築物件の八割で、ガスコンロに代わってＩＨが入っている」と語っている。エコキュート（電気を使った給湯システムの一種）の出荷台数が二〇〇九年一〇月段階で、二〇〇万台を突破しているし、ＩＨ調理器の出荷台数は二〇一〇年五月段階で、一三〇万台を突破している。

「ＩＨ調理器は火を使わないからガスより安全」「エコキュートでCO_2（二酸化炭素）排出量は二分の一になるので環境にいい」「オール電化は夜間電力を使うから光熱費が節約できる」という謳い文句につられてオール電化住宅に住む人がふえているのであろう。

しかし、電磁波問題市民研究会に寄せられる声はこうしたバラ色の世界と正反対である。私たちはもう少し冷静になって、この「オール電化住宅」「ＩＨブーム」等を吟味する必要がある。

ある主婦からの手紙

「こんにちは。私はいまオール電化住宅に悩まされています。

シックハウスに以前から罹っていましたが、最近電磁波を感じるようになりました。

有機野菜を食べ、添加物を避け、シックハウス状態はかなり改善されたのですが、最近また体に不調を感じるようになり、それが日々ひどくなってきています。

　わが家はプロパンガスなのですが、去年の夏から両隣の家が相次ぎ建ち、今年四月頃から朝起きると目がかすみ、起き上がろうとすると体の節々が痛みます。寝室に近いほうの側の隣に家が建ち、人が引っ越してきたとたん、不眠、頭痛、体の痛み、首の痛み、の症状が出始め、最近では上腕部に腫瘍もできてしまいました。

　もう一方の居間に近い側に建った家の人は、一週間に二日ぐらいしか家に来ませんが、家に来ている時は、動悸がひどくなり、頭痛もひどくなります。

　私の住む住宅地は全部で一四〜一五軒ありますが、私の家以外はすべてオール電化住宅です。隣の人に「ＩＨ調理器にはリスクがある」と書いてある本を見てもらいましたが、かえって〝変な人〟という噂をたてられてしまいました。

　せっかく建てた家を安く手放すしかないので、残念ですが、いま家を売りに出す手配の最中です。本当に理不尽だ、と憤りを感じています。

　原発もそうですが、電力会社は人の命をなんだとおもっているのでしょうか？

　これから、私のような新たな犠牲者がたくさん出ないよう祈ります。

主婦（鹿児島県）

　最近、隣の家のエコキュートの室外機から出る超低周波音で苦しんでいるという相談が複数、電磁波問題市民研究会に寄せられている。超低周波音とは、二〇ヘルツ以下の音波のことで、耳には聞こえない周波数である。超低周波音は、耳に聞こえないがいきなり脳に響いてくる。最近、風力発電地域でこの超低周波音被害が続出している。「第Ⅲ章　電磁波過敏症」の項で説明したように、電磁波過敏症も化学物質過敏症も低周波音過敏症も、すべて原因物質（因子）が違うだけで過敏症発症原理は同じである。エコキュートの場合は、この超低周波音と騒音のダブルで健康を悪化させる。

こうした被害がオール電化の普及に比例してどんどん増えているが、この問題を軽視してはならない。

オール電化住宅とIH調理器

オール電化住宅とは、家庭内で用いるすべてのエネルギーを電気に統一した住宅のことである。具体的には、調理（IH調理器）、給湯（エコキュートまたは電気温水器）、冷暖房（エアコン、蓄熱式電気暖房器または床暖房システム）などを組み合わせて使う。これらの機器は通常の一〇〇ボルト電圧では能力不足なため、一般に二〇〇ボルト電圧が使われる。

IH調理器のIHとは、Ｉｎｄｕｃｔｉｏｎ　Ｈｅａｔｅｒの略で「電磁誘導加熱器」を意味する。IH調理器は原子炉を開発した米国のウェスティングハウス社が開発した製品である。IHクッキングヒーターと呼ぶこともある。二万ヘルツ～三万ヘルツほどの高い周波数の電流を加熱コイルに流し、加熱コイルから周囲に意図的に磁力線を発生させ、その磁力線が上に載せた鍋の底を通る際に渦電流を生じさせることで鍋を発熱させる仕組みだ。要は、電気→磁気→電気→発熱、というプロセスで調理しようというのだ。いわば電磁波を意図的に、開放系で使う電気製品だ。危険極まりない機器といえよう。

筆者はオール電化の中で、最悪のものをあげろといわれれば躊躇なくIH調理器をあげる。電子レンジも電磁波を相当強く出すが、「スイッチを入れたらなるべく離れる」という対策がとれるが、ＩＨ調理器は「調理するもの」だから離れることはできないからだ。二〇〇七年六月に発表されたＷＨＯの環境保健基準策定に関わる国際会議に出席した国立成育医療センターの斎藤智博・成育疫学研究室長は「高圧送電線や電子機器から一定の距離を置くなど、日常でできることをすればいい。ただ、妊婦は電磁調理器（ＩＨ調理器のこと）の使用を避けるのが望ましいだろう」（二〇〇七年六月一八日付『東京新聞』）と語っている。

二〇〇四年四月に三重県松坂市にある二つの新しい「幼児園」の調理室が、それまでのガスコンロからＩＨ調理器（クッキングヒーター）に代わった。「幼児園」とは、松坂市の旧三雲町立の四つの幼稚園と二つの保育園を統合合併し、二つの「幼児園」として新設したものだ。その際、中身も「ガスを使うより電気のほうが環境によい」とろくろく調べもせずに両園に各五台ずつＩＨ式の調理器を導入した。

ところが、開園直後から調理員が「電磁波のため頭痛がする」と訴えた。町が民間業者に電磁波を測定させたところ高い値は出なかった。そんなはずはないのだが。つまり町は不誠実な幕引きを図ったのである。そこで自治労（地方公務員の労働組合）三重県本部の顧問医師が独自に電磁波の再測定をした。そうしたら「二万ミリガウス以上」の磁場が測定された。実際は測定器の性能を超える値で「測定不能」の高い値だった。町が依頼した測定業者のデタラメぶりがそこでわかった。

松坂市はそれでもはじめは誠意がなく「ＷＨＯ（世界保健機関）が定める環境保健基準は五万ミリガウスだから、基準は超えていない」という始末。「ＷＨＯの五万ミリガウスが基準でない」ことは「第Ⅲ章」で説明したとおりで、ここでは繰り返さない。

しかし、こんなおためごかしな対応が通るわけがなく、結局、一年でＩＨ調理器は廃止され、ガスコンロに代えられた。

二〇一〇年八月五日付の『産経新聞』は「神戸市の喫茶店経営者夫婦が、ＩＨ調理器のため心疾患になったと製造元の三洋電機を相手取り、約八九〇〇万円の損害賠償を求める裁判を大阪地裁で起こしたことが判明した」と報じた。以下同日付『産経新聞』の記事を引用する、

「訴状によると、夫婦は二〇〇四年四月に店にＩＨ調理器を導入使用した。翌二〇〇五年二月に夫（六四歳）が心臓病に罹り、同年六月に心臓ペースメーカーを装着した。そのため妻（五八歳）が夫に代わり調理に入ったところ、二〇〇六年一〇月から妻も不整脈が出始め、次第に悪化した。二〇〇七年一月に、ＩＨ調理器が原因ではと疑い、ガスコンロに代えたら妻の不整脈が沈静化した。

夫婦の依頼を受け、徳島大学がこのＩＨ調理器を使って実験したら、周波数二万～六万ヘルツの電流が流れ、一定の接触条件で人体にも電流が流れることが判明した。二〇〇八年八月には、三洋電機の担当者も実験に同席し、電流が流れることを確認した。徳島大学の伊坂勝生名誉教授（電気工学）によると、ＩＨ調理器に載せたステンレス製鍋などに片手を触れるだけでは人体に電流は流れないが、プラスチックなどで覆われていない鍋の取っ手を片手で握りながら、もう片方の手がトッププレート縁の金属部分やステンレス製の流し台に触れるなどした場合、手を通して人体に微小電流が流れるという。

ＩＨ調理器からの電流について、伊坂名誉教授は一般の家庭用電源（周波数五〇～六〇ヘルツ）の電流より刺激は小さいとしながらも、『人体への影響に関する研究データがほとんどない。心臓の弱い人や病

気の人が毎日調理で使うことを考えると医学的検討が必要ではないか』と指摘している」

これに対し、被告の三洋電機は「電気用品安全法」に基づく技術基準を満たしているから法的不備はない、と主張している。しかし、電磁波問題市民研究会にも「ＩＨを使ってから頭痛、関節痛、だるい、吐き気、不整脈になった」という声がいくつも寄せられている。ＩＨ調理器にカタログには、小さな字で「心臓ペースメーカーを装着している人は医師と相談するように」と警告してある。今後もこうした訴訟が出てくるであろう。

ＩＨ調理器の問題点は他にもある。鍋を選ばなければならないことと火力がガスに比べ弱いので料理法が制約されることである。「どんな鍋にも使えるオールメタル対応」のＩＨ調理器もできているが、『暮らしの手帳』がテストをしたら、ＩＨ調理器のほうがガスに比べると火力が劣るし、オールメタル対応でも相性の悪い鍋があるという判定をした。ある地方の講演会でのことだが、電磁波問題を筆者が講演し、料理研究家が「スローフード」について講演するという内容の企画だった。その料理研究家によれば、米国のファーストフードに対抗し、イタリアを中心にスローフードの動きがあるという。スローフードは、料理に手間とひまをかけ、ゆっくり料理を楽しみ、家族団らんで食べることが大事なのだ、という考えで成り立っている。その料理研究家は「スローフードにＩＨ調理器は不向きだ」と語っていた。「調理」に向いていても「料理」には向いていないのがＩＨ調理器なのだそうだ。もう一つ、「ＩＨは火を使わないからガスコンロより安全」という俗説について。これも『暮らしの手帳』の情報だが、鉄のフライパンをＩＨ調理器で三〇秒ほど熱して、そこに油を入れたら発火し炎が上がったと写真つきで紹介している（二〇〇三年二号）。実際に、ＩＨ調理器が原因の火事は何件も起こっている。こうした事故を契機にメーカーの技術改良が行われるのであろうが、ＩＨならば火事の心配はない、という思い込みだけは捨てたほうがいい。

「最近のＩＨ調理器は技術改善されていて、そばで測っても〇・一〜〇・五ミリガウスしか測定されない」という人がいたので、高額な測定器を使って測ったらやはり結構数値は高かった。ＩＨ調理器は二万〜三万ヘルツの周波数を使い、それより高い周波数帯を使う製品もある。五〇〜六〇ヘルツの周波数対応の安価な測定器だと、高い周波数帯は測れず、低い値しか示さないのだ。測定器の精度はある程度価格に比例する。手持ちの測定器の値だけで即断しないほうが無難である。

原発の夜間電力と関係するエコキュート

従来の「電気温水器」は夜間電力を使ってニクロム線などを巻いたヒーターで水を湯にし、日中その湯で給湯に使う仕組みだった。それに対し、「エコキュート」は、「ヒートポンプ技術」を利用し、空気の熱で湯を沸かす機能の電気給湯器だ。電気料金の安い夜間（深夜）電力を使うのは旧来の電気温水器と同じだが、空気熱を利用するという機器の特性のため、旧来の電気温水器より省エネ効率が高いことが売りになっている。

オール電化住宅はこれに床暖房が入るが、「オール電化」とは、主にＩＨ調理器とエコキュートによる給湯器システムの二つを指す場合が多い。もちろん、電気床暖房はもろに電磁波を浴びるので問題である。

エコキュート自体は、室外機が文字通り室外に置かれるので、配線や室外機の置く位置を注意すれば電磁波の問題は避けられる。だが問題はいくつもある。

一つは、電気温水器と違い、エコキュートの室外機から相当な量の低周波騒音と超低周波音が出ることだ。エコキュートを入れている家の人がこの音に悩まされるのならば撤去すればいいが、隣人にすればいい迷惑だ。エコキュートが隣の家に入ってから「夜眠れなくなった」「頭痛がする」「吐き気がする」等々の健康被害を訴える声が多く出ている。

二つ目に、オール電化でなんでも電気に頼る生活になるため、必然的にオール電化住宅の家は電気製品が多くなる傾向がある。そのため、エコキュートだけというのではなく、屋内での電磁波被曝総量が多くなる。

三つ目に、夜間電力は主として原子力発電所からの電力供給に頼っている。原子力発電所はシステム上二四時間稼動せざるをえない。しかし、人間の生活は通常、夜（特に深夜）は電力を必要としない。そこで原子力発電所は夜中の余剰電力を使って「揚水発電所」（夜、水を揚げて、昼間に水力発電所として使う）に使うとか、苦労する。オール電化とは、こうした日本の原子力発電所推進政策のあだ花として開花したものである。

四つ目に、夜間電力が安いことから、オール電化の家では「夜一一時過ぎに洗濯機を動かす人が多く、隣人とのトラブルになっているケースも少なくない。

五つ目に、エコキュートは「経済的」と電力会社は言うが、決してそうとは言えない。まず価格が七〇万〜一〇〇万円もするし、室外機の寿命は約三万時間といわれ一〇年〜一五年で交換となる。瞬間的な湯沸しができないのもエコキュートの難点で、携帯用のガスコンロを予備に置いているという笑えないケースもある。

本当にフェアにオール電化は進められているのか

購入者側の自由な選択の結果、オール電化が進むというのであれば、それはそれで単純にいいとか悪いとか言える問題ではない。それは、日本国民が電磁波問題に関心を向けてない現状の反映だからだ。しかし、購入者側が自由に選択できない状況でオール電化が進んでいるとしたら話は別である。オール電化住宅を購入してから、後でガスコンロに代えた人たちに聞くと、工務店側からかなり強くオール電化を勧められるという。

その背景の一つは、オール電化にすると電力会社から工務店なり住宅建設会社にバックペイが支払われることである。それは、携帯電話を一円ででも、無料ででもとにかく販売店が売れば、推奨金(バックペイ)が携帯電話会社から販売店に支払われるのと、仕組みは同じだ。

第二に、ガス配管設備工事がないとそれだけ建設費が浮くので、なるべく住宅建設コストを下げ、利益率を上げようとする建設業界側がオール電化を住宅購入者に進めるのだ。これも企業の論理である。

第三に、原発推進政策をとる政府、特に経済産業省がオール電化を推進しているため、様々な奨励措置をとっていることである。

このようなフェアでないやり方が裏にあり、オール電化のマイナス面を知らずに購入者がオール電化を選択しているとしたら問題である。それになによりも、エネルギーを電気だけに絞るのは、危機管理の上からも良い選択とはいえないであろう。エネルギー供給は多元的なほうが危機に強い。

２　無線ＬＡＮ等～イギリスでは学校への無線ＬＡＮ導入を巡って論争になっている

ＬＡＮ（ラン）とはローカル・エリア・ネットワーク（Local Area Network）のことで、住宅やビルなどの建物内にある複数のパソコン等を有線や無線で結んで同時に利用できるようにしたものだ。無線ＬＡＮ（むせんラン）は無線電波でパソコン間のデータ情報やりとりを行うＬＡＮシステムである。「Ｗｉ-Ｆｉ（ワイファイ）」は無線ＬＡＮの一種で、異なるメーカーの機器同士でもつながる無線ＬＡＮであり、米国業界団体「Wi-Fi Alliance」が認証したものである。セロハンテープが無線ＬＡＮと同じく一般名称で、「セロテープ」が商標登録されたもので「Ｗｉ-Ｆｉ」に相当する、と考えるとわかりやすいかもしれない。無線ＬＡＮは、元々は構内通信網なので本来は電波の届く範囲は狭いが、ルーター（ネットワークを中継する機器）という機器を使って携帯電話基地局とやりとりすることで、広くネットワークとつながる。無線ＬＡＮはいわば開放系なので、電磁波被曝量は有線ＬＡＮに比べて圧倒的に大きくなる。健康重視とデータの保護の観点からすれば有線ＬＡＮに軍配が上がる。しかしコード配線がないのでパソコン等の配置が制約されないためコストが安く「便利」ということで無線ＬＡＮが幅を利かせている。

別に、「ＷｉＭＡＸ（ワイマックス）」とか「ＬＴＥ（エル・ティー・イー）」という言葉も最近よく聞く。二〇〇九年頃から、携帯電話各社は競って従来の携帯電話よりさらに高速のデータ通信をサービスを開始した。ＫＤＤＩ系のＵＱコミュニケーションズ㈱が「ＵＱ・ＷｉＭＡＸ（ユーキュー・ワイマックス）」、ドコモが「Ｘｉ（クロッシィ）」、ソフトバンクが「ＳｏｆｔＢａｎｋ ４Ｇ（ソフトバンクフォージィー）」、イー・アクセスが「ＥＭＯＢＩＬ・ＬＴＥ（イーモバイルエルティーイー）」である。ＷｉＭＡＸは無縁ＬＡＮ技術を発展させたもので、無線ＬＡＮのようにルーターを介さず、直接携帯電話基地局あるいは専用基地局と通信する。ＷｉＭＡＸ専用基地局は大きさといい、電磁波量といい、携帯電話基地局とほぼ変わらない。ＬＴＥは、Long Term Evolution（ロング・ターム・エボリューション）の略で、「長期的に進化」という意味で「次世代高速携帯通信規格」のことである。ソフトバンクはＰＨＳ会社ウィルコムを傘下にしたため、ＰＨＳ技術を改良した規格を使っている。ＷｉＭＡＸは二・五Ｇ（ギガ）ヘルツ帯、Ｘｉは二Ｇヘルツ帯、ＥＭＯＢＩＬ・ＬＴＥ一・七Ｇヘルツ帯、ＳｏｆｔＢａｎｋ ４Ｇは二・五Ｇヘルツ帯、の電波を当面利用する。つまり、ＷｉＭＡＸもＬＴＥも、現行よりさらに高速のデータ通信を目指したもので、それに見合った基地局を各社たくさん建てようとしている。

ザルツブルグでは学校・保育園への導入禁止

二〇〇五年一二月、オーストリアのザルツブルグ州では「州内のすべての学校、保育園、幼稚園では、無線ＬＡＮとコードレス電話は使用禁止」の勧告を出した。理由は、無線ＬＡＮやコードレス電話から出る電磁波から子どもたちへの健康影響を保護するため、である。

ザルツブルグ市はモーツアルトが生まれた町で、ミュージカル「サウンドオブミュージック」の舞台となったところだ。音楽と環境への関心が高い地域で、携帯電話基地局の電磁波規制は世界一厳しい。

英国の小学校での論争

二〇〇七年のことだが、『マズウェルヒル・ジャーナル』（二〇〇七年二月一五日）という英国のローカル新聞が次のように報じた。

「マズウェルヒル地区の小学校で無線ＬＡＮを導入するかしないかを巡って賛否両論が起こっている。コンピュータとインターネット情報をコード（有線）で繋がず、無線で〝接続〟する無線ＬＡＮシステムは、それだけ子どもたちが電磁波をより多く浴びる。この技術の安全性は確立していない。そのため、小学校の教室に無線ＬＡＮを導入するか否かで地区をあげての議論が沸き起こっている。地区のグランド通りにあるテザーダウン小学校は、この地区で初めて無線ＬＡＮを導入した小学校である。この学校ではノートパソコンが無線ＬＡＮで繋がっているので、教室内を高周波ビームがあちこち飛び交う。一方、コールドフォール通りにあるコールドフォール小学校でも、近々無線ＬＡＮが導入される予定だ。

しかし、この無線ＬＡＮが子どもたちにどの位電磁波を浴びせるのか、そしてそれは安全なのか、を巡って賛否両論が闘わされている。

英国健康保護庁（ＨＰＡ）が出した最近の勧告では『電磁波の影響は大人より幼児や子どもに、より顕著に出てくるであろう。だがいまのところ電磁波の健康影響を示す確たる証拠はない』としている。

このように健康保護庁の見解はあいまいである。英国の多くの学校では親たちに反対の声が強く、『Ｗｉ－Ｆｉネットワーク』と呼ばれる無線ＬＡＮは導入されていないのが現状だ。

英国の電磁波に批判的な市民団体『パワー・ウォッチ』の科学技術関係責任者であるアラステア・フィリップス氏は『どんな影響がこのシステムで起こるかモニタリングもしないで、学校とりわけ小学校に持ち込むのはまったく無責任なやり方と言わざるをえない。学校に本当にこのシステムが必要とは思えない。学校中を電磁波だらけにして何の得になるのか。たしかに、無線ＬＡＮから出る電磁波は基地局から出る電磁波に比べたら明らかに量的に弱い。しかし、子どもたちは無線ＬＡＮの電磁波が一番強いところで座ってパソコンを扱うのだ。私たちは電磁波が原因で慢性疲労や注意欠陥症や頭痛等の症状になっているのを見てきている』と語った。

既に無線ＬＡＮを導入しているテザーダウン小学校に子どもを通わせている母親のサラ・バーディはこういう。『無線ＬＡＮの安全性は立証されていないし、教育効果も少ない。学校側は新技術だから無線ＬＡＮを使うという。しかし、誰も子どもたちがマイクロ波を一日中照射されるとは考えてこなかった。有線のコンピュータシステムがあるのに、何でわざわざ子どもの健康にリスクのあるシステムを入れなくてはならないかがわからない。予防原則の考えを取り入れるべきだ。子どもたちに選択権がない以上、一度入れれば子どもたちは電磁波を浴びざるを得ない』。

この母親の意見について、同小学校の担当教員のエベリン・ビットマンは『私たちは親たちと十分話し合ってきたし、いろんな状況も検討してきたのでこれ以上議論する必要はないと思っている』と語った。

一方、もめている二つの小学校とは別のセント・ジェイムズ小学校の担当教員キャロル・オブライエンは『私どもの学校では無線ＬＡＮを導入する考えはない』と語った。

英国ＢＢＣテレビの人気番組『パノラマ』は、『Ｗｉ－Ｆｉ（無線ＬＡＮ）のピーク時の電磁波量は基地局電磁波の三倍に達する』という研究を紹介した。そして、番組で行われた研究テストは「Ｗｉ－Ｆｉは健康を破壊する一種の時限爆弾だ』と報告したので、視聴者に大きなショックを与えた」

日本では「教育における情報化への対応」として、「ICT利用促進キャンペーン」を推進している。そして、「学校におけるICT環境整備」の一環として、将来において小中高に無線LANを導入すると明記している。ここで言う「ICT」とは、Information&Computer Technologyのことで、「情報とコンピュータ技術」の意味だ。

英国のBBC（NHKのようなテレビ局）のように、積極的に無線LANの問題点を取り上げてくれればいいが、それが期待できない日本の場合は、上位下達で一方的に無線LAN方式が学校に導入される危険性がある。学校への無線LAN導入の動向に警戒していかなくてはならない。

英国一五歳少女が学校Wi‐Fiを苦に自殺

英国で学校に導入されたWi‐Fiによる症状で苦しんでいた一五歳の少女ジェニー・フライが自殺した。ジェニー・フライの両親は「娘は電磁波過敏症だったが、学校は娘を守ってくれなかった」と学校側を訴えた、と複数のメディアが報道している。以下、当研究会『会報九八号』（二〇一六年一月三一日発行）に掲載された記事を紹介する。訳は網代太郎さん。出典は『Mirror』で発行日は二〇一五年一一月三〇日〉。

十代の女子生徒がWi‐Fiからのアレルギー反応に苦しむようになった末に、木で首を吊っているところを発見されたと、検死陪審員は聞いた。悲劇のジェニー・フライ（Jenny Fry）は電磁波過敏症（EHS）によってもたらされたひどい頭痛、疲労、膀胱の問題を負っていた。一五歳だった彼女の死についての検死陪審員は、学校の無線インターネット接続へのアレルギーのために彼女にどのような症状が起きたかを、母デブラ（Debra）から聞いた。

六月一一日午後四時二〇分に、オックスフォードシャー州チャドリントンの彼女の自宅に近いブルック・ウッズで、ジェニーが木から首を吊っているのが見つかった。その日の早くに彼女は友だちに、その日は学校へ行かないとメールを送っていた。

彼女の母デブラと父チャールズ・ニューマン（Charles Newman）は検死陪審員に娘はＷｉ－Ｆｉのために病気になったに違いないと話した。彼らは自宅からＷｉ－Ｆｉを取り除いたが、娘が生徒であるオックスフォードシャー州のチッピング・ノートン・スクールでは、それはまだ使われていた。母親はオックスフォードシャー州の検死官に、ジェニーが二〇一二年一一月にＥＨＳの兆候を見せ始めていたと言った。

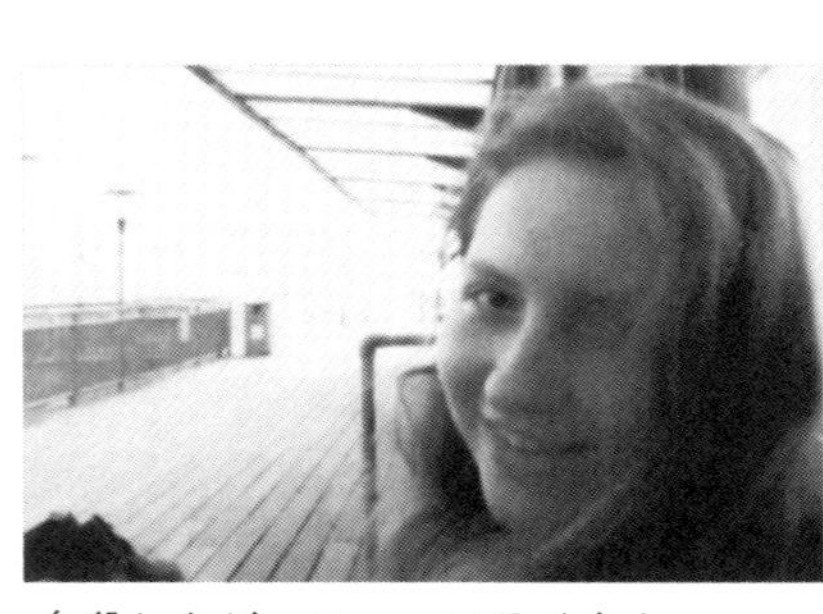

自殺したジェニー・フライさん

母親の証言。

「娘は病気になり、私もそうだった。私は調査をして、Ｗｉ－Ｆｉがどんなに危険であるかがわかったので、それを自宅から取り除いた。ジェニーも私も自宅では元気だった。でも、ジェニーは学校の特定のエリアでは病気になった。娘はしばしば居残りをさせられたが、それはクラスの規律を乱したからでも行儀の悪さからでもなく、自分が勉強できる別の場所を探すために自分で教室を出たからだ。娘は学業に真剣に取り組んでいた。私は校長のサイモン・ダフィー（Simon Duffy）に見せるために、たくさんの情報を学校へ持っていった。しかし校長は、Ｗｉ－Ｆｉが安全であるという同じくらいの入手可能な情報があったと述べた。私は教師たちと激しい口論もした、ジェニーを病気にした教室で彼女に居残りをさせることは、ばかげていると。最低でも教師たちは娘が集中できる部屋に居ることを許可してくればよかったのに、教師たちは聞き入れなかった。私はジェニーが自殺するつもりはなかったと、信じている。私は娘が学校にがっかりしたと思う。娘は医者に診てもらわないだろうが、学校で彼女に手を貸していたカウンセラーに会っていた。娘は自殺を考えていることをほのめかしてはいなかったが、助けを求める叫びだったと私は信じている」。

ジェニーの親は今、Ｗｉ－Ｆｉを託児所と学校から取り除くための運動をして、政府がＥＨＳを研究するよう力説している。（略）

ジェニーがＥＨＳで苦しんだことを証明する医学的な記録がなかったということを、検死陪審員は聞いた。

日本でスマホ対応の無線基地局を巡るトラブルが増加している

日本で、無線ＬＡＮとＷｉＭＡＸ・ＬＴＥ、の二種類の無線通信が展開されているが、スマホは両方に対応している。いわばスマホ対応のため基地局がそれぞれ新しく造られようとしているといっていい。ＷｉＭＡＸは二万基、ＬＴＥはドコモが五万基を計画し進行中だ。無線ＬＡＮはルーターを介して携帯電話基地局と交信するが、そのため携帯電話基地局も増設が進んでいる。このような住民の意向を無視した計画進行で、通常の携帯電話基地局に加え、ＷｉＭＡＸ等の無線基地局建設を巡って、東京都町田市、豊島区等々でトラブルが起こっている。

3　スカパー巨大アンテナ問題〜江東区東陽町のマンション街につくる

東京都江東区の東京メトロ東西線・東陽町駅は、近くに江東区役所があり、江東区のいわば中心駅である。その東陽町駅から南方面に歩いて五分のところに、(株)スカイパーフェクト・コミュニケーションズのCS放送センターがある。この会社は、スカパーの名で親しまれている衛星放送会社である。スカパーが、東陽町にCS放送センターを建設し、その屋上に直径七・六メートルの巨大パラボラアンテナ一二基、直径約四メートルの中型パラボラアンテナを六基設置する計画を発表したのは二〇〇六年五月のことである。

建設予定地周辺には、大型マンションやオフィスが建っている。CS放送センターは高さ二七メートル、地上六階建てである。真向かいにマンションが建っているが、そこからは三〇メートルしか離れていない。

住民たちは「スカパー巨大アンテナに反対する住民の会」をつくり、この非常識な計画に反対の声をあげた。住民たちが反対する理由は以下である。

マンション住民が多く居住する場所にスカパービル建設は不適格だ。

巨大アンテナをいくつも屋上に建てるのは異様であり、景観を害するだけでなく、住民に恐怖感を与える。

電磁波による健康被害のおそれと精神的苦痛を与える。

住民を無視する姿勢は許せない。

ホームページで住民の会は自らの主張を以下にように述べている。

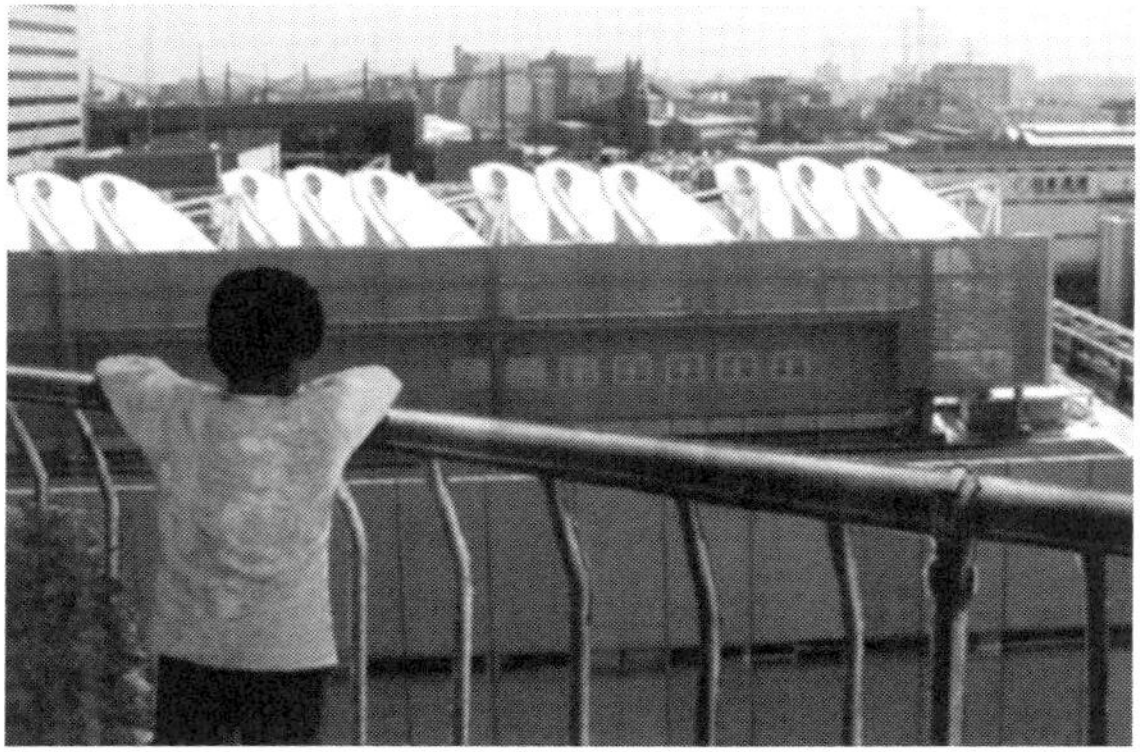

スカパー巨大アンテナ完成予想図

（住民団体のホームページより）

「私たちは東京都江東区東陽町の住民です。東陽町は最近ではオフィスが多くなりましたが、多くのマンションが立ち並ぶ都心に近い住宅街であり、私たちは毎日を平穏に暮らしています。

（中略）

私たちは近くで生活している住民の健康を守るため、強烈な電磁波を出し続ける巨大なパラボラアンテナの設置を許す訳にはいきません。そこで、スカイパーフェクトに対し、アンテナを人への影響のない別の場所に設置して貰うように要請しました。ところが、私たちの要望は全く受け入れられず、また、住民との話し合いの場ももってもらえないため、私たちは仕方なく司法に訴えることにし、今年（二〇〇七年）一月、スカイパーフェクトに対し、『アンテナ設置建設差止請求訴訟』の提訴に踏み切りました」

周辺住民を代表して原告住民一九名は、二〇〇七年一月一九日、スカパーを相手取り「アンテナ設置建設差止訴訟」を東京地裁に起こした。公判は二〇一〇年九月段階で一七回にわたり開かれている。他にも、署名は一万五〇〇〇人以上集め、数回の学習会やビラまき活動など多彩な活動を展開している。二〇〇九年六月八日には、東京地裁の裁判官三名が現地見学に来た。しかし、スカパーは「国の電波防護指針を守っている」として、住民の声を無視し続けている。スカパーCS放送センターはすでに完成し、巨大パラボラアンテナが数基屋上に据えられている。

スカパーは、東陽町駅至近にCS放送センター建設を選んだ理由として、「東陽町は便利で、番組の企画や営業活動を展開するのに好立地だ」としている。住民たちはスカパーCSセンターの建設自体を否定しているわけではない。住宅地近くに巨大アンテナを設置することに反対しているのだ。江東区には東京湾側に埋立地がいくつもある。そうした住宅街から離れてところにパラボラアンテナ群だけ建設し、パラボラアンテナ群とCS放送センター間をケーブルで繋ぐという方法を、どうしてスカパーは取らないのか。コストがかかるといっても、住民の不安を取り除くことのほうが大事であろう。企業市民としてのスカパーの資質が問われている。

スカパーアンテナ問題は東陽町の住民だけの問題ではない。あなたの居住するところに、電磁波発生施設が計画された場合、「国の電波防護指針を守っているから」だけで納得できるだろうか、という問題である。スカパーアンテナのような電磁波の影響は誰にもわからない。それこそリスクコミュニケーションの問題として住民や自治体を含めた利害関係者が計画段階から話し合って、解決していかねばならない問題であろう。

第Ⅷ章　交通機関の「優先席携帯電話使用ルール緩和」は時代に逆行

1　東日本の鉄道三七社が二〇一五年一〇月から携帯使用ルール緩和（改悪）を実施

北海道を除く東日本の鉄道三七社の「車内における優先席付近での携帯電話使用マナー」は、従来は「優先席付近では携帯電話の電源はオフにしてください」だった。それが二〇一五年一〇月一日から「優先席付近では、混雑時には電源をお切りください」に変更された。従来のルールでは、電磁波過敏症の人たちは、優先席付近ならば携帯電話の電磁波が少ないので体への負担も軽かった。これまでも「電源オフ」ルールがあっても、心無い人は平気で優先席付近でメール打ち等をしていた。しかし「規則なのでやめてください」と申し出れば、ほとんどの客は携帯電話使用を止めた。それが「混雑時のみ」に変更すれば、どこまでを混雑時とみるか迷うし（一応、鉄道各社は『肩が触れ合う程度が混雑時』としているが）、何よりも「携帯電磁波はそれほど危険でない」と思う人が増えるであろう。電磁波過敏症の人にとって、今回のルール変更は明らかに改悪だ。

2　ルール変更の原因は、総務省指針の変更

なぜ、これまで鉄道会社が優先席付近で携帯電話をオフにさせていたかというと、一九九七年に策定されたこれまでの総務省指針（旧指針）は、「第二世代携帯電話による実験によると、心臓ペースメーカー等植込み型医療機器は携帯電話と一五センチの距離で、植込み型医療機器が携帯電話電磁波で影響を

受けていた。そこで、余裕をみて二二センチ離す」としていた。この旧指針に基づいて、優先席での携帯電話電源をオフにするという鉄道会社の方針が決まっていた。ところが、二〇一二年九月一三日に総務省の「生体電磁環境に関する検討会」内に設置されたワーキンググループが、「①現在、植込み型医療機器と携帯電話を『二二cm』離すこととしているものを『一五cm』に変更する、②携帯電話等の所持者は植込み型医療機器の装着者と近接した状態となる可能性がある場合（例：満員電車等）、その携帯電話端末等の電源を切るよう配慮することが望ましい。」の中の、「近接」を「密着」に変更する」の二カ所の変更を提案した。その理由は以下である。二〇一二年七月で第二世代携帯電話サービスが終了し、第三世代携帯電話サービスに移行する。第三世代携帯電話による実験では最大三センチの距離で影響が出た。それと植込み型医療機器の電磁波に対する耐性試験に関する国際規格では、「携帯電話相当の電波を一五cmの離隔距離で受けても動作に異常をきたさない」と定めている。そこで国際規格との整合性を考慮して「一五cm」を採用した。

この「生体電磁環境に関する検討会」の報告書を踏まえ、二〇一三年一月、総務省は、「各種電波利用機器の電波が植込み型医療機器へ及ぼす影響を防止するための指針」（以下指針）を発表した。以後何回か追加改訂をしているが、基本は変わらない。指針の一部を紹介しよう。

ア　植込み型医療機器の装着者は、携帯電話端末の使用及び携行に当たっては、植込み型医療機器の電磁耐性（ＥＭＣ）に関する国際規格（ＩＳＯ一四一一七等）を踏まえ、携帯電話端末を植込み型医療機器の装着部分から一五cm程度以上離すこと。また、混雑した場所では、付近で携帯電話端末が使用されている可能性があるため、注意を払うこと。

イ　携帯電話端末の所持者は、植込み型医療機器の装着者と近接した状態となる可能性がある場合では、携帯電話端末と植込み型医療機器の装着部位との距離が一五cm程度以下になることがないよう注意を払うこと。なお、身動きが自由に取れない状況下等、一五cm程度の離隔距離が確保できないおそれがある場合には、事前に携帯電話端末が電波を発射しない状態に切り替えるなどの対処をすることが望ましい。

3　関西鉄道二五社が先行緩和、その際、一部実施の「ケータイ電源オフ車両も廃止」

この総務省指針に基づき、関西鉄道二五社は二〇一四年七月、「優先席では、混雑時のみケータイ電源をお切りください」にルールを緩和した。関西では、阪急、能勢電鉄、神戸電鉄、大阪市営地下鉄御堂筋線、で携帯電話の電源を全面的オフ状態にしなればならない〝ケータイ電源オフ車両〟を設けていた。この画期的な電源オフ車両をこの時四社は廃止した。こうした流れの中で、関東甲信越・東北三七社の「優先席付近では、混雑時のみ携帯電話電源をオフに」というルール緩和（改悪）が実施された。

4　機器でなく、なぜ生体への影響を考慮に入れないのか

携帯電話の普及は著しいので、一つのチャンネルで一組の通話しかできないとなると、携帯電話に割り当てられた周波数帯では需要に答えられない。昔のようなアナログ電波では不可能だが、デジタル電

波では様々な「分割方式」が可能になる。

あまり専門的な話はここではしないが、デジタル式では、①周波数を分割して利用する方式、②時間で分けて利用する方式、等々の技術を駆使して電波を搬送している。このため、アナログ電波では利用が集中すればピーク電波は強まるが、電波の多元多重分割が可能なデジタル電波では「ピーク時」を分散させることができ、ピーク電波はあまり強くはならない。これが「第三世代携帯電話の機器への影響は従来より小さくなった」背景だ。

だが、搬送電波量は明らかに以前より現在のほうが格段に増大している。つまりピーク波は下がっても搬送電波量は増大している。機器はピーク電波により反応するが、生体は搬送電波量総量に反応する。実際、スマホやタブレットの普及で当研究会に健康被害を訴えてくる人は増加している。総務省指針の最大の誤りは、携帯電話電磁波の機器への影響のみの判断で、生体への影響にまったく触れていないことだ。

5　他にも指針は疑問だらけ

今回の指針を出すに当たって、総務省はパブリックコメントを募集した。現行のパブリックコメント制度は官僚の常套手段として「ガス抜き」に使われる。「国民から幅広く意見を聴いた」とする口実に使われやすい。実際、これまでのパブリックコメントが政策に反映されたケースはほとんどない。そうした限界を承知した上で、当研究会はパブリックコメントを敢えて出した。そこで指摘したことは以下である。

①改正案では、最長数センチ程度あれば携帯電話と植込み型医療機器の影響はないとしているが、満員電車に限らず急停車や、カーブで肩が接触する状態は生じる。しかし改正案はそうしたケースをみていない、②携帯電話と植込み型医療機器への影響を「一対一」でしか改正案はみていない。しかし、それとは異なった状況、例えば心臓ペースメーカー装着者が携帯電話所有者に囲まれる状況等を改正案は考慮していない、③電車やエレベーターのように四囲が金属で囲まれている場合は、乱反射等で電磁波の影響は数倍あるいは数十倍なることが考えられるが、改正案はそれを無視している、④二〇一一年五月にIARC（国際がん研究機関）は、携帯電話を含む高周波電磁波を「2B」（発がん性可能性あり）と評価した。こうした現状を踏まえ、機器だけでなく人体への影響を指針に入れるべきだ。

もし、総務省が当研究会の意見をていねいに分析したならば、新指針のような緩和ルールは採用されなかっただろう。

6　病院内の携帯電話使用規制緩和指針も出た

総務省指針は、交通機関だけでなくあらゆる分野に影響を与えている。これまで病院など医療機関では、決められた場所以外での携帯電話利用を制限しているところが多かった。携帯電磁波が医療機器に誤作動を引き起こす恐れがあるからだ。

業界団体や関係省庁などで構成する「電波環境協議会」は二〇一四年八月一九日、「医療機関における携帯電話等の使用に関する指針」を発表した。これまでは病院では携帯電話利用は原則禁止だったが、総務省指針に追随し、新指針は、「手術室、集中治療室（ＩＣＵ等）、検査室、治療室等のみ」携帯電話利用禁止と、大幅に後退した緩和ルールを採用した。

新指針では、待合室やロビー、食堂、廊下、エレベーターホール等で、携帯電話利用が許されることになり、電磁波過敏症発症者の受診や入院が困難な状況になった。一応「使用が制限されるエリアに隣接している場合は、必要に応じて使用制限を設定すること」としているが、医療関係者の携帯電話電磁波への警戒意識が大幅に後退することが心配である。

おわりに

本書の最初の発行（二〇一〇年一一月）から六年が経過したが、私たちを取り巻く電磁波環境は悪化している。しかるに残念ながら、日本の行政、マスメディア等の動きは鈍い。むしろ、第Ⅷ章の総務省指針改悪による「交通機関等携帯電話使用ルール緩和」にみられるように逆行の動きすらある。その結果、電磁波過敏症にみられるように体調悪化を訴える人は確実に増大している。

電磁波問題市民研究会に寄せられる相談ケースは、携帯電話基地局問題、電磁波過敏症、スマートメーター、の三点が断トツに多い。筆者は全国で学習会講師に呼ばれるが、いつも感じるのは、「まだまだ電磁波問題は知られていない」ということと、「電磁波に関する正しい情報を住民たちは求めている」ことだ。

最近の動きで気になるのはリニアモーターカー。電磁波被曝問題はいうまでもないが、南アルプスを二五キロの長大トンネルで縦貫する荒っぽさもひどい。調べれば調べるほど、コスト的にも破綻は目に見えている。いま世情を騒がしている「豊洲市場土壌汚染問題」どころではない。あまりにもばかげた計画である。国民的問題といっても言い過ぎではない。

スマートメーターの動きも注目される。海外ではすでに多くのトラブルを抱えている。日本のマスメディアはきちんと問題点を報道すべきである。電気製品の使用で私生活が把握されてしまう。これにマイナンバーや共謀罪等々の監視社会化の進行が加われば、私たちの暮らしはますます息苦しくなる。

一方で、欧州を中心に、電磁波問題で予防原則の視点に立った対応が進んでいることは明るい材料だ。WHO（世界保健機関）の研究機関IARC（国際がん研究機関）は二〇一一年五月に高周波電磁波を「2B（発がん性可能性あり）」に評価した。

米国NPT（国家毒性プロジェクト）が、二五〇〇万ドルかけて実施したラットの全生涯への大規模携帯電磁波照射実験で、神経膠腫と神経鞘腫が有意でリスクありとする研究結果が二〇一六年五月に発表された。最終結果は二〇一七年に発表されるが、電磁波が現在の「2B（発がん性可能性あり）」から「2A（おそらく発がん性あり）」に格上げされる可能性のある画期的研究結果だ。

当研究会と地域住民が連携してこれまでに二四〇基以上の携帯電話基地局計画が中止になった。毎月開かれる定例会には二〇名近い参加者がある。問題ごとに省庁交渉や業界交渉も進めている。ホームページや会報（隔月発行）も評判がいい。電磁波問題に政府がなにも取り組まないなかで、電磁波問題市民研究会に寄せられる期待は少なくない。

このまま野放しに電磁波環境が悪化し続ければ、国民の健康破壊が一方的に進むであろう。多くの方が電磁波問題に関心を持ち、安心かつ安全な社会づくりのために共に取り組まれることを切望する。

二〇一六年一〇月

大久保貞利

［著者紹介］

大久保貞利（おおくぼ　さだとし）

1949 年生まれ
電磁波問題市民研究会事務局長
カネミ油症被害者支援センター共同代表
［著書］
『誰でもわかる電磁波問題』（緑風出版）
『電磁波過敏症』（緑風出版）
『環境ホルモンってなんですか』（けやき舎）
［共著］
『カネミ油症　過去・現在・未来』（緑風出版）
『コンピュータの急所』（三一新書）
『インテリジェントビル症候群』（現代書館）
他

電磁波問題市民研究会（1996 年設立）

定例会	月 1 回（毎月第 3 水曜日）18 時半から都内で開催（参加したい人は事務局まで連絡を）
会報	『電磁波研会報』を隔月（年 6 回）発行
会費	年間 2000 円（年度制です。2016 年度の場合） （入会した人は「郵便振替　00140-6-149564　電磁波問題市民研究会」に 2000 円を振り込んでください）
ホームページ	http://www.jca.apc.org/tcsse/index-j.html
E メール	dennjiha@list.jca.apc.org
事務局（事務局長自宅）	
住所	〒 273-0042 千葉県船橋市前貝塚町 1008-22　大久保方 電磁波問題市民研究会
ファックス	047-406-6609 （事務局長は昼間働いていますので、連絡はファックスかメールか手紙でお願いします）

電磁波の何が問題か【増補改訂版】

どうする基地局・携帯電話・変電所・過敏症

2010年11月25日　初版第1刷発行　　定価2200円＋税
2016年10月20日　増補改訂版第1刷発行

著　者　大久保貞利 ©
発行者　高須次郎
発行所　緑風出版
〒113-0033　東京都文京区本郷2-17-5　ツイン壱岐坂
［電話］03-3812-9420　［FAX］03-3812-7262
［E-mail］info@ryokufu.com
［郵便振替］00100-9-30776
［URL］http://www.ryokufu.com/

装　幀　斎藤あかね
制　作　R 企 画　　印　刷　中央精版印刷・巣鴨美術印刷
製　本　中央精版印刷　　用　紙　大宝紙業・中央精版印刷　E750

〈検印廃止〉乱丁・落丁は送料小社負担でお取り替えします。
Sadatoshi OKUBO© Printed in Japan　ISBN978-4-8461-1619-4　C0054

◎緑風出版の本

■全国どの書店でもご購入いただけます。
■店頭にない場合は、なるべく書店を通じてご注文ください。
■表示価格には消費税が加算されます。

電磁波過敏症
大久保貞利著
四六判並製 二一六頁 1700円
世界で最も権威のある電磁波過敏症治療施設、米国のダラス環境医学センターを訪問し、過敏症患者に接した体験をもとに、電磁波過敏症について、やさしく、丁寧に解説。誰もがかかる可能性のある過敏症を知る上で、貴重な本だ。

誰でもわかる電磁波問題
大久保貞利著
四六判並製 二四〇頁 1900円
政府や電力会社などがいくら安全と言っても、発がんや脳腫瘍など電磁波の危険性が社会問題化している。本書は、電磁波問題のABCから携帯タワー・高圧送電線反対の各地の住民運動、脳腫瘍から電磁波過敏症まで、易しく解説。

暮らしの中の電磁波測定
電磁波問題市民研究会編
四六判並製 二二四頁 1600円
デジタル家電、IH調理器、電子レンジ、携帯電話、地デジ、パソコン……そして林立する電波塔。私たちが日々浴びている、日常生活の中の様々な機器の電磁波を最新の測定器で実際に測定し、その影響と対策を検討する。

プロブレムQ&A
電磁波・化学物質過敏症対策
［克服するためのアドバイス］増補改訂版
加藤やすこ著／出村　守監修
A5変並製 二〇四頁 1700円
近年、携帯電話や家電製品からの電磁波や、防虫剤・建材などからの化学物質の汚染によって電磁波過敏症や化学物質過敏症などの新しい病が急増している。本書は、そのメカニズムと対処法を、医者の監修のもと分かり易く解説。

危ないリニア新幹線

リニア・市民ネット編著

四六判上製
三〇四頁
2400円

JR東海によるリニア中央新幹線計画は、リニア特有の電磁波の健康影響問題や、中央構造線のトンネル貫通の危険性、地震の時の対策など問題が山積だ。本書は、問題点を、専門家が詳しく分析、リニア中央新幹線の必要性を考える。

隠された携帯基地局公害
九州携帯電話中継塔裁判の記録

九州中継塔裁判の記録編集委員会著

四六判並製
三〇四頁
2200円

全国至る所に中継塔の設置が相次いでいる中、九州各地で携帯電話中継塔の撤去を求めて8つの裁判が提起された。その経過と特徴と到達点、今後の課題を、裁判を担当した弁護士らが報告。また当事者の思いをまとめた書である。

携帯電話で　ガンになる

電磁波問題市民研究会編著

四六判並製
二四〇頁
2000円

二〇一一年五月、WHO（世界保健機関）の研究機関であるIARC（国際がん研究機関）が携帯電話電磁波を含む高周波電磁波を人への発がんリスクの可能性有りと発表した。安全とは言えない電磁波にどう対処すべきかを提案。

プロブレムQ&Aシリーズ

危ない携帯電話［増補改訂版］
［それでもあなたは使うの？］

荻野晃也著

A5判変並製
二三二頁
1900円

携帯電話が爆発的に普及している。しかし、携帯電話の高周波の電磁場は電子レンジに頭を突っ込んでいるほど強いもので、脳腫瘍の危険が極めて高い。本書は、政府や電話会社が否定し続けている携帯電話と電波塔の危険を解説。

健康を脅かす電磁波

荻野晃也著

四六判並製
二七六頁
1800円

電磁波による影響には、白血病・脳腫瘍・乳ガン・肺ガン・アルツハイマー病が報告されている。にもかかわらず日本ほど電磁波が問題視されていない国はありません。本書は、健康を脅かす電磁波問題を、その第一人者がやさしく解説。

◎緑風出版の本

■全国どの書店でもご購入いただけます。
■店頭にない場合は、なるべく書店を通じてご注文ください。
■表示価格には消費税が加算されます。

電磁波汚染と健康
ザミール・シャリタ著／加藤やす子訳
四六判上製 三九二頁 2800円
電磁波汚染は、ガンの他、様々な病気や電磁波過敏症という新たな病気も生み出した。本書は、体を蝕む電磁波汚染を取り上げ、そのメカニズムを解説。環境汚染の中で暮らすアドバイスを具体的に提案。二〇一四年改訂。

プロブレムQ&A
危ないオール電化住宅［増補改訂版］
［健康影響と環境性を考える］
加藤やすこ著
A5変並製 一五二頁 1500円
オール電化住宅は本当に快適で、環境にもやさしく、経済的なのか？ 本書は、各機器を具体的に調査し、健康被害の実態を明らかにすると共に、危険性と対処法を伝授する。地デジ、原発など、最新情報を加えた増補改訂版！

電磁波過敏症を治すには
加藤やすこ著
四六判並製 二〇八頁 1700円
携帯電話や無線通信技術の発展と普及により、環境中を電磁波が飛び交い、電磁波過敏症の患者が世界的に急増しているが、その認知度は低い。本書は、どうすれば電磁波過敏症を治せるかを体験談も含め、具体的に提案。

プロブレムQ&A
ユビキタス社会と電磁波
［地デジ・ケータイ・無線LANのリスク］
加藤やすこ著
A5判変並製 一九六頁 1800円
地上デジタル放送開始で、何が変わるのか？ ユビキタス社会とはどんな社会か？ 機器・施設ごとの問題点を分析、海外の情報や疫学調査も取り上げ、電磁波が我々の健康に及ぼす影響を検証する。近未来社会を考える本。